丁光迪 著

东垣学说论文集

现代著名老中医名著重刊丛书

第六辑

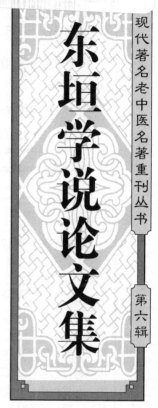

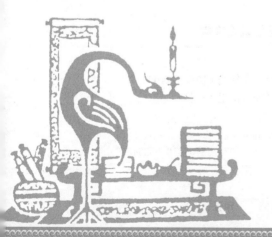

人民卫生出版社

图书在版编目（CIP）数据

东垣学说论文集/丁光迪著. —北京：人民卫生
出版社，2010.10
ISBN 978-7-117-13239-8

Ⅰ.①东⋯ Ⅱ.①丁⋯ Ⅲ.①脾胃学说－文集
Ⅳ.①R223.1-53

中国版本图书馆 CIP 数据核字（2010）第 183230 号

| 门户网：**www.pmph.com** | 出版物查询、网上书店 |
| 卫人网：**www.ipmph.com** | 护士、医师、药师、中医
师、卫生资格考试培训 |

东垣学说论文集

著　　者：丁光迪
出版发行：人民卫生出版社（中继线 010-59780011）
地　　址：北京市朝阳区潘家园南里 19 号
邮　　编：100021
E - mail：pmph @ pmph.com
购书热线：010-59787592　010-59787584　010-65264830
印　　刷：三河市尚艺印装有限公司
经　　销：新华书店
开　　本：850×1168　1/32　印张：7.75
字　　数：151 千字
版　　次：2010 年 11 月第 1 版　　2024 年 12 月第 1 版第 4 次印刷
标准书号：ISBN 978-7-117-13239-8/R·13240
定　　价：19.00 元

打击盗版举报电话：**010-59787491**　E-mail：WQ @ pmph.com
（凡属印装质量问题请与本社市场营销中心联系退换）

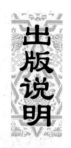

自 20 世纪 60 年代开始,我社先后组织出版了一批著名老中医经验整理著作,包括医论医话等。半个世纪过去了,这批著作对我国现代中医学术的发展产生了积极的推动作用,整理出版著名老中医经验的重大意义正在日益彰显,这些著名老中医在我国近现代中医发展史上占有重要地位。他们当中的代表如秦伯未、施今墨、蒲辅周等著名医家,既熟通旧学,又勤修新知;既提倡继承传统中医,又不排斥西医诊疗技术的应用,在中医学发展过程中起到了承前启后的作用。这批著作多成于他们的垂暮之年,有的甚至撰写于病榻之前,无论是亲自撰述,还是口传身授,或是其弟子整理,都集中反映了他们毕生所学和临床经验之精华,诸位名老中医不吝秘术,广求传播,所秉承的正是力求为民除瘼的一片赤诚之心。诸位先贤治学严谨,厚积薄发,所述医案,辨证明晰,治必效验,不仅具有很强的临床实用性,其中也不乏具有创造性的建树；医话著作则娓娓道来，深入浅出，是学习中医的难得佳作，为近世不可多得的传世之作。

由于原版书出版的时间已久，已很难见到，部分著作甚至已成为学习中医者的收藏珍品，为促进中医临床和中医学术水平的提高，我社决定将一批名医名著编为《现代著名老中医名著重刊丛书》分辑出版，以飨读者。

第一辑收录 13 种名著：

《中医临证备要》   《施今墨临床经验集》

《蒲辅周医案》   《蒲辅周医疗经验》

《岳美中论医集》   《岳美中医案集》

《郭士魁临床经验选集——杂病证治》

《钱伯煊妇科医案》   《朱小南妇科经验选》

《赵心波儿科临床经验选编》《赵锡武医疗经验》

《朱仁康临床经验集——皮肤外科》

《张赞臣临床经验选编》

第二辑收录 14 种名著：

《中医入门》   《章太炎医论》

《冉雪峰医案》   《菊人医话》

《赵炳南临床经验集》 《刘奉五妇科经验》

《关幼波临床经验选》 《女科证治》

《从病例谈辨证论治》 《读古医书随笔》

《金寿山医论选集》 《刘寿山正骨经验》

《韦文贵眼科临床经验选》

《陆瘦燕针灸论著医案选》

第三辑收录 20 种名著：

《内经类证》   《金子久专辑》

《清代名医医案精华》　　《陈良夫专辑》

《清代名医医话精华》　　《杨志一医论医案集》

《中医对几种急性传染病的辨证论治》

《赵绍琴临证 400 法》　　《潘澄濂医论集》

《叶熙春专辑》　　　　　《范文甫专辑》

《临诊一得录》　　　　　《妇科知要》

《中医儿科临床浅解》　　《伤寒挈要》

《金匮要略简释》　　　　《金匮要略浅述》

《温病纵横》　　　　　　《临证会要》

《针灸临床经验辑要》

第四辑收录 6 种名著：

《辨证论治研究七讲》

《中医学基本理论通俗讲话》

《黄帝内经素问运气七篇讲解》

《温病条辨讲解》

《医学三字经浅说》　　　《医学承启集》

第五辑收录 19 种名著：

《现代医案选》　　　　　《泊庐医案》

《上海名医医案选粹》　　《治验回忆录》

《内科纲要》　　　　　　《六因条辨》

《马培之外科医案》　　　《中医外科证治经验》

《金厚如儿科临床经验集》《小儿诊法要义》

《妇科心得》　　　　　　《妇科经验良方》

《沈绍九医话》　　　　　《著园医话》

《医学特见记》　　　　　《验方类编》

《应用验方》　　　　　　《中国针灸学》

《金针秘传》

第六辑收录 11 种名著：

《温病浅谈》 《杂病原旨》

《孟河马培之医案论精要》 《东垣学说论文集》

《中医临床常用对药配伍》 《潜厂医话》

《中医膏方经验选》 《医中百误歌浅说》

《中药炮制品古今演变评述》《赵文魁医案选》

《诸病源候论养生方导引法研究》

　　这批名著大多于 20 世纪 60 年代前后至 90 年代初在我社出版，自发行以来一直受到读者的广泛欢迎，其中多数品种的发行量达到数十万册，在中医界产生了很大的影响，在提高中医临床水平和促进中医事业发展方面起到了极大的推动作用。

　　为使读者能够原汁原味地阅读名老中医原著，我们在重刊时采取尽可能保持原书原貌的原则，主要修改了原著中疏漏的少量印制错误，规范了文字用法和体例层次，在版式上则按照现在读者的阅读习惯予以编排。此外，为不影响原书内容的准确性，避免因换算造成的人为错误，对部分以往的药名、病名、医学术语、计量单位、现已淘汰的临床检测项目与方法等，均未改动，保留了原貌。对于犀角、虎骨等现已禁止使用的药品，本次重刊也未予改动，希冀读者在临证时使用相应的代用品。

人民卫生出版社

2010 年 6 月

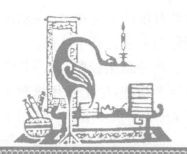

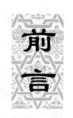

前言

　　李东垣是"金元四大家"之一，他对中医学术的发展是有卓越贡献的。他的外感与内伤辨证体系，至今对临床辨证仍有一定指导意义。特别是内伤疾病，他从损伤脾胃元气，加以论述并独树一帜地创立了脾胃学派，后人称之为"补土派"。其在治疗学上的成就，如补中益气，升阳散火，升阳除湿，益气活血，内托消肿等，尤其是甘温除热的法则，直到目前，仍然脍炙人口，疗效卓著。东垣并且擅长针灸。

　　笔者从1964年兼任中医各家学说的部分教学工作，即从李东垣学说讲起。在教学过程中，对东垣的著作，逐本细读，边读边作笔记，后又集中精力，花了三四年时间，把《内外伤辨》、《脾胃论》、《兰室秘藏》、《医学发明》等，都整理研究了一番，并分别作出校注。这样，对东垣的学术，有了较深入的认识，对他的许多论点，亦比较清楚地理解了，对他创造的许多方剂，亦摸索到一些用药规律和配伍方法，特别是对他的学术成就，在临床上作了一些验证，通过再实践，进一步提高了认识。

党和政府号召老中医、老教师总结经验，提高教学质量，提高临床疗效。本着这个精神，把十几年来对李氏的研究资料整理总结一下，写成了五本著作，《东垣学说论文集》即是其中的一部。意图通过反映自己的一些不成熟的认识，抛砖引玉，和同志们一起来研究，更好地发挥李氏所长，对教学、科研、医疗作一点贡献。

近年来，大家对免疫医学、老年病学都很重视，因此对李东垣的脾胃学说、临床研究和实验研究亦很多，几乎各地都有报道。由此看来，东垣学说在新的科学领域里，亦是可以发挥作用的，是值得研究的。本书的部分内容曾摘要在有关医学杂志发表过，获得了重视和支持，同时亦听到了一些宝贵意见，这些都督促我把粗浅的认识作深入探讨，为建设现代医学科学的大厦添砖加瓦，这就是出版本书的动机和目的。其中有一部分内容，是校注东垣诸书的绪言，为了能够较全面地反映东垣学说的成就，所以亦集中在一起付印。

当然，东垣学说的成就，是他一生的辛勤努力，还包括他的老师张元素和他的学生王好古、罗天益等的成功经验，内容非常丰富，成就亦是很大的。我仅钻研了几年，不能把他的成果全部介绍出来，并验证清楚，限于水平，仅能道其一二，有的地方或许讲错，故衷心地希望同道不吝赐教，以便逐步修改、充实、提高。

在写作过程中，较多地引用了原文，目的是便于读者学习和对照李氏原著，起一点辅导作用，但行文亦就诘屈，这是文字上的不足之处。

这里附带讲个问题，十多年来对东垣诸书的研读，发现不少问题，如内容的重复窜乱，方剂用药用量的互有出入，文字上亦有错误，甚至有不能成文之处，究竟是什么原因造成的，至今尚不得其解，尚祈同道们多多见教。

此稿写成以后，承蒙由昆顾问在病中审阅，并提出高见，深为感激。有关东垣针法部分，亦承邱茂良教授指正。在此一并致谢。

丁光迪

1982 年 7 月

于南京中医学院

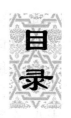

目录

一、东垣学说的探讨——剖析《内外伤辨》的
　　成就 ……………………………………… 1

二、略论《脾胃论》的成就 …………………… 15

三、《兰室秘藏》是东垣学术成就之集大成 ……… 27

四、略论《医学发明》的成就 ………………… 49

五、《用药法象》校读记 ……………………… 66

六、重订东垣"四时、随病用药加减法" ……… 68

七、东垣论病用药富有辩证法精神 …………… 82

八、剖析李东垣的"阴火"论——兼论甘温除
　　大热 …………………………………… 89

九、李东垣的相火论 …………………………… 98

十、略论李东垣的"补中升阳" ……………… 101

十一、"升阳散火"解 ………………………… 112

十二、略论东垣的"升阳除湿"法 …………… 115

十三、东垣治疗麻木八方通论 ……………… 121

十四、探讨李东垣的活血化瘀法 …………………… 127

十五、东垣益气活血方药分析 ………………………… 139

十六、东垣又善运用理气法 …………………………… 147

十七、探讨李东垣对妇人病的成就 ………………… 154

十八、东垣治疗瘰疬的经验 …………………………… 171

十九、东垣书中方名异同考 …………………………… 180

二十、东垣针法综述 …………………………………… 186

二十一、补中益气汤治验点滴 ……………………… 199

二十二、治肝补脾的体会 …………………………… 205

二十三、用升阳法治疗晨泄 ………………………… 210

二十四、天真丹的妙用 ……………………………… 219

二十五、调补虚损的两张好方子——论水芝丸和

还少丹 ………………………… 227

一、东垣学说的探讨——剖析《内外伤辨》的成就

《内外伤辨》是由金代李杲所撰。李杲字明之。因世居东垣，晚号东垣老人。

李杲是真定人（今河北省正定地区）。正当南宋偏安，金、元战乱时代。曾因逃避兵乱，去大梁（今河南省开封市）行医。壬辰年（公元 1232 年）又北渡黄河，寓于东平（今山东东平地区），最后于癸卯年（公元 1243 年）返归家乡。享年七十二岁。生于金代世宗大定二十年庚子（公元 1180 年），金代亡时年五十五岁，入元代十七年，卒于元·宪宗元年辛亥（公元 1251 年）。从其自序所述，本书是丁未岁（公元 1247 年）撰成的，时年已经六十八岁，又越四年而亡。

李杲本是富有之家，曾纳资得官。因其母病，经医杂治而亡，迄不知为何病，痛悼自己不知医，因而失去亲人，就立志求名医学习，以补其过。闻易水张元素先生医名天下，遂重金求教。学习数年，尽得其法。而其成就，却高出其师远甚，诸所诊治，均能坦然不惑。因其实践经验的积累，有很多成就，尤其是对饮食劳倦内伤之病，具独创性见解，发展了中医的临床医学，因此后人誉为金元四大家之一。他有许多著作，此书是其中之一。

（一）卷上

《内外伤辨》全书三卷，共二十六论。卷上主要是

辨证，从各方面讨论内伤病与外感病的不同形证，及其病理变化；卷中论饮食劳倦所伤，尤其是劳倦伤元气；卷下论饮食内伤，提出对待此病的应有看法，以及如何根据所伤病情正确处理等问题。

卷上的辨证部分，共提出十三论，而其中《辨阴证阳证》，是主导部分，对辨证要点、著作宗旨，都讲明白了。如说："遍观《内经》中所说，变化百病，其源皆由于喜怒过度，饮食失节，寒温不适，劳役所伤而然"。这个论点，是有其理论渊源的，即《素问·调经论》所说："夫邪之生也，或生于阴，或生于阳，其生于阳者，得之风雨寒暑，其生于阴者，得之饮食居处，阴阳喜怒"。亦即"天之邪气，感则害人五脏，水谷之寒热，感则害于六腑"。通过他几十年的临床实践，将疾病分为两大类：一类是外感病，一类是内伤病。在外感病方面，张仲景的《伤寒论》，已作了详细的论证，并为人们所熟悉，但饮食劳倦的内伤病，还没有引起足够的重视。在他行医的时候，由于战乱频仍，人民生活困苦，内伤病尤多。当时医者，忽于《内经》所论，却以饮食失节，劳役所伤之证，误认为外感风寒之病，重泻其表，为害很大。所以《内外伤辨》开宗明义即强调："甚哉！阴阳之证，不可不辨也。"这里所讲的阴证阳证，实质就是指内伤病与外感病。

同时指出，外感风寒，六淫之邪，主要伤形，为有余之病；而劳役所伤，饮食失节，主要伤气，为元气不足之病。因此，外感病变，皆初为伤寒，传为热中；内伤之病，却初为热中，末传寒中。这在临床上是有一系列不同证候表现的，可从寒热，手心手背、口鼻四肢、气少气盛等各方面去辨别。事实证明，内伤与外感，其病情的发生和发展，显然不同。这就为李氏的内伤学说，在理论上和实践上，奠定了坚实的基础。

综上所述，无论内伤、外感，脾胃之气都是一个关键问题，这是东垣学说的中心思想。他认为："元气、谷气、荣气、清气、卫气、生发诸阳上升之气，此六者，皆饮食入胃，谷气上行，胃气之异名，其实一也"。如其脾胃有伤，则中气不足，化源不资，六腑阳气匮乏，而不能卫护其外，便易伤风寒之邪；而脾胃有伤，则荣气又易下溜，清气不能上升，荣卫失守，复有荣役过度，饮食失节，则内伤之病大作。所以强调，"其中变化，皆由中气不足，乃能生发耳"。这个主旨，贯穿于《内外伤辨》的始终，亦贯穿于东垣学术思想的始终。辨别内外伤病，要抓住这个重点，研究东垣学说，亦要抓住这个重点。

其次是辨寒热，外感内伤，均有寒热，但寒与热的症型大不相同。外感病是恶寒发热，寒热齐作；而内伤病则平时形寒，发作躁热，寒热不齐。这是因为外感病的寒热，是发于皮毛，风寒郁遏于卫表，属于表实证；而且恶寒重而发热轻，必待邪气传里化热，恶寒乃罢。内伤病的寒热，其恶寒是卫阳不足，其躁热是阴火上冲，属于表里俱虚证。而且恶寒是平时形寒，在背阴处明显，在阳和处即解；其热则蒸蒸而躁热，上彻头顶，旁彻皮毛，浑身躁热，在阴凉处，或袒露其体即减，热极而汗出亦解。这就是两种热型的区别之点。

在此，关于内伤发热，东垣提出一个"阴火"问题。认为是脾胃不足，荣气下流，而乘于肾，肾间受脾胃下流的湿气，闭塞其下，气化不行，逆而上冲，便为阴火（在《脾胃论》中对此尚有更多的发挥），这是内伤发热的根由。这个论点，是有其特定含义的，亦是《内经》"阴虚则内热"的很好阐述。《素问·调经论》说："有所劳倦，形气衰少，谷气不盛，上焦不行，下脘不通。胃气热，热气熏胸中，故内热"。脾胃不足之病，是确有这些变化的。

从此推论，内伤病则手心热，手背不热；外感病则手背热，手心不热。内伤病则口失谷味，腹中不和；外感病则鼻气不利，声音重浊，而口中必和。内伤病则怠惰嗜卧，四肢沉困不收，无气以动；外感病则筋骨疼痛，不能动摇，得病之日，便着床枕，非扶不起等。这些都是外为阳，内为阴，寒伤形，热伤气的病理变化。

气少气盛，两者亦不一样。外感风寒，其气壅盛而有余，所以鼻气壅塞不通，其气并从口出，发言前轻后重，声高壮厉有力；内伤饮食劳倦，其气先损而不足，所以口鼻中皆短气少气，上喘懒语，其声亦低而怯弱。又如，外感则不恶食；内伤则口失五味，而且恶食。外感则口不渴，必待传里化热，才有口渴；内伤则必不口渴，伤之重者，才有口渴等。这些证候，亦是邪气有余与中气不足的具体反映。

又其次论述饮食劳役之重者，发病三二日间，有与外感病相似者；内伤受病，表虚不能误作表实之证者；更有内伤热中，有与外感伤寒阳明热证相似者等，都详加辨别，分析其同异之处，只要稍加体察，则医者不至误，而病家亦能熟悉。

总之，这个辨证部分，内容很丰富，而且举证明白，说理清楚，确属实践经验的总结。

（二）卷中

卷中有五论，是论饮食劳倦伤中，尤其是喜怒忧恐，劳役过度，损耗元气。元气者，即"饮食入胃，谷气上行，胃气之异名"（《辨阴证阳证》）。人以胃气为本，受水谷之气以生。胃气盛，则谷气旺，清气升，荣气、卫气、生发诸阳之气皆上升，而元气充足，虽有大风苛毒，不能为害。若脾胃虚衰，则如上文所述，一方面，谷气不得升浮，生长之令不行，无阳以护其荣卫，不任风寒，乃生寒热；另一方面，脾胃虚弱，则中气下陷，阴火上冲，乘其土位。阴火为元气之贼，阴火伤元气，则见气高而喘，身热而烦，头痛，渴，脉洪大等症。因为阴火上冲，乘其土位，所以有时又称之谓"饮食劳倦所伤，始为热中"（《脾胃论》）。这就是劳倦伤中的大体病情。

这种内伤之病，与外感是截然不同的。内伤脾胃，乃伤其气，外感风寒，乃伤其形；外感为邪气有余，有余者泻之，内伤为正气不足，不足者补之。汗之、下之、吐之、克之，皆泻也；温之、和之、调之、养之，皆补也。内伤不足之病，苟误认作外感有余之病而反泻之，则是重虚其虚，误人至甚！惟当以甘温之剂，补其中，升其阳，甘寒以泻其火热，则其病自愈。这是《内经》"劳者温之"，"损者温之"的最大宗旨。因此东垣制补中益气汤以治之。

补中益气汤①，以黄芪、人参、甘草大补元气。白术除胃中湿热。升麻、柴胡引胃中清气上行，亦以引黄芪、人参、甘草甘温之气味上升。陈皮理胸中之气，有利于阳气的生发，亦以散胃中滞气，助诸甘辛药之用。更以当归和血，合黄芪有补气生血，阳生阴长之义。这就是用甘温之剂，补其中，升其阳的方法。如阴火上冲为甚，则加黄柏以泻阴中之伏火；如烦忧不止，少加黄连以去心火（《脾胃论》补中益气汤下）；或用朱砂安神丸②以镇固之。或者加生地黄补肾水，使水旺而阴火自降。这就是以苦寒药佐甘温药同用，东垣所谓"甘寒以泻火热"的方法。

并且重申之曰：治脾胃之药，多以升阳补气名之者，因为"脾胃不足之证，须用升麻柴胡苦平味之薄者，阴中之阳，引脾胃中清气行于阳道，及诸经升发阳气，以滋春生之和也；又引黄芪人参甘草甘温之气味上行，充实腠理，使阳气得卫外而为固也"（见升阳顺气汤方解）。

同时又指出，劳倦伤中之病，一年四季皆可发生，而四时的气候不齐；胃为水谷之海，肠胃为市，又无物不包，无物不入，寒热温凉皆有之。因此，其为病也，亦不完全一致，加以治疗，亦应有个随时加减方法。撮其大者，如伤于风湿，这是中焦气虚，而诸阳经气又为风湿所郁遏；伤于暑湿，这是中焦气虚，又为暑伤元气，湿积伤脾；伤于秋令，谓之"肺之脾胃虚"，实质是脾胃气虚，而肺气亦虚；乘于冬寒，谓之"肾之脾胃虚"，实质是脾胃气虚，而肾阳亦虚等。临床处理，在升阳益气的总的精神下，尚有很多方法。

如以风湿而论，是阳气不升，而风湿郁于经络。治疗方法，着重用"风药胜湿"，"风药散湿"，因为风药本身具有除风湿作用，而同时风药能升阳气，升清气，能舒诸经之气郁。方如除风湿羌活汤③、羌活胜湿汤④。以暑湿而论，是饮食劳倦所伤，损其脾胃，乘天暑而发病。所以治疗方法，仍以益气升阳为主，配伍渗利除湿；并以甘寒泻热，生脉散补元气，保肺金，救暑热所伤而使化源不竭，方如清暑益气汤⑤。以秋燥而论，又有两种病情，一种是脾胃气虚，时值秋令，秋凉外束，卫外的阳气不伸，而又夏令的湿热少退，形成夏秋间的复杂病情，治疗方法，着重升阳益气，如升阳益胃汤⑥。另一种是秋令而寒凉偏甚，客寒犯胃，胃气虚寒，疼痛发作，又当温胃理气，方如厚朴温中汤⑦。以冬寒而论，亦有两种病情，一种是中焦气虚，脾胃受寒，是"末传寒中"之病，治以沉香温胃丸⑧，补脾肾阳气，理气而祛寒。另一种是寒水气旺，火土被郁，形成上热下寒，寒热错杂之病，治以神圣复气汤⑨，脾肾肝三阴同治，益气升阳合甘寒除热，又温肾之阳。如此等等，都是补中升阳，又随时为用的变通方法。

此外，升阳顺气汤⑩，升阳补气汤⑪，是补中益气汤的加减运用。升阳散火汤⑫，以风药散火郁，又是升阳法的发展；它与甘寒泻火热，又是一升一降，治疗阴火的两种方法。朱砂凉膈丸[⑬]、黄连清膈丸[⑭]，治疗上焦心肺间有热，又是甘寒泻火热的发展运用。双和散[⑮]治病后虚劳气乏，亦似当归补血汤补气生血的加味方，这是东垣运用《局方》的成就。如此等等，可以看到，李东垣主张脾胃论病，但审因论治，随时用药，方法很多。甘温益气升阳，是其主要成就，但辨证施治，有专长而又不局限于此，全面考察，灵活处理，启发是很大的。

（三）卷下

卷下有八论，重点是论内伤饮食。首先指出，这是内伤病的又一个大问题，因为它直接关系到胃气的损伤问题。人之真气衰旺，皆在饮食入胃，胃气冲和，则谷气上升，假如饮食一伤，则胃气首先受伤，谷气不行，元气亏损。此时如果消导之药，能正对其所伤之物，则胃气仍能复健，五谷之精华能够上腾，精气神气皆能强盛。因此，内伤饮食的能否正确处理，成为内伤病中又须加以重视的问题。若与卷中的补中益气方法联系起来看，则又是一补一消，成为治疗内伤疾病中的两大法门。

其次指出，饮食自倍，肠胃乃伤，应分而治之。因为混而言之，为饮食所伤，实际则饮也，食也，应该分析而论。饮者，无形之气，伤之则宜发汗利小便，上下分消其湿。食者，有形之物，伤之则宜损其谷，其次莫若消导，稍重则攻伐，尤重则或吐或下，以平为期，毋使过之，更伤其正。

又其次提出，要"临病制方"，要"随时用药"。因为饮食所伤，有各种食伤的不同，不能笼统而言，随便给药，必须根据当前病情的重点，有针对性地给以消导方法。同时还要考虑到所伤饮食的或寒或热，与时令气候的相互关系，除消食外，要适当照顾时令配伍用药，所谓"必先岁气，无伐天和"。总之，要能"宗内经法，学仲景心，可以为师矣"。

至于治疗，虽然饮食所伤，每每成为积滞，但慎毋滥用峻利消食药，就该先补其虚，而后化其所伤，因为这亦属于内伤疾病，要注意扶正与祛邪的恰当处理。书中特别赏用易老的枳术丸⑯，此方用白术先补脾胃之弱，重于枳实克伐之药一倍。并用荷叶以引胃气上升，烧饭协助白术滋养谷气，而补令胃厚。这样，治痞、消食、强胃，对内伤饮食最为合适。并重申之曰："内伤用药之大法，所贵服之强人胃气，令胃气益厚，虽猛食、多食、重食而不伤，此能用食药者也"。同时根据临床具体病情，如消化迟钝，气机痞滞，或伤湿面，或伤冷食等，加味成为橘皮枳术、曲蘖枳术、木香枳术、半夏枳术丸等，使能与病情更相适应。

如饮食所伤，夹寒胃痛者，则用丁香烂饭丸⑰、草豆蔻丸⑱，加强温中理气，化积消滞的作用；如病情更重一等，则用木香见睍丸⑲、三棱消积丸⑳，急则治标，速攻其积，而后顾本。如饮食所伤，夹热成实，则用上二黄丸㉑，三黄枳术丸㉒，清热消食；病情稍重一等，即用枳实导滞丸㉓，枳实栀子大黄汤，下去食积。以上所讲的或寒或热，有时亦是指时令的寒暑。

9

在这里还可以看出一个问题，即食积夹热者，重一等者，大多采用治标方法，先标而后本，又不拘泥于先补后消的成法了。

如其是心腹诸卒暴百病，挟有食伤或并不尽是食伤者；或伤一切冷物，腹中卒痛，米谷不化者，更需急急攻下，如备急大黄丸、神应丸。更有饮食过饱，填塞胃脘，胸中气机为之窒塞者，则又当急予探吐，东垣认为，这是"木郁达之"的方法，并专门为此立论，从理论上加以阐述。

至如伤于湿，这是无形之气受伤。伤冷饮水湿者，宜用五苓散，化气利湿。如为酒湿，则用葛花解醒汤㉔，发汗利小便，上下分消其湿。

以上所论，就是内伤饮食辨证用药的大略。

最后，李氏就内外伤辨的整个内容，作了一个总的概括，即"说病形有余不足当补当泻"之理。大意是说，辨别病情的阴证或阳证，为虚或为实，在治疗上当补或当泻，医者不至错误，病家亦自明晓；在理论上，主要根据《灵枢·根结》的"形气逆顺"之论，他实践的经验，亦即掌握形气的有余不足。如其病发作之时，"病气精神增添者，是为病气有余，乃邪气胜也，急泻之，……；若病来潮作之时，神气困弱者，为病气不足，乃真气不足也，急补之"。形气的具体所指，"气，谓口鼻中气息也；形，谓皮肤筋骨血脉也。形胜者为有余，消瘦者为不足。其气者，审口鼻中气，劳役如故，为气有余也，若喘息气促气短，或不足以息者，为不足也"。并有形气俱有余，俱不足者。至于用药，要本于四时，即升降浮沉之理。能够掌握这些，对于内伤饮食劳倦之病，亦就得其要领了。

（四）

李东垣提出的内伤学说，在中医学的发展史上，是一次很有影响的学术争鸣。因为自从张仲景撰述《伤寒论》以后，经魏、晋、唐、宋，虽然各有成就，但没有重大的突破，一直到李东垣出，才发展了《内外伤辨》。从此，对外感与内伤的证治，认识得更深入了，方法更多样化了，内容亦更丰富了；而且亦形成了中医临床外感与内伤的辨证体系。这是对中医学的很大贡献，所以在历史上评价很高，如朱丹溪说："夫假说问答，仲景之书也，而详于外感；明著性味，东垣之书也，而详于内伤。医之为书，至是始备，医之为道，至是始明"（《格致余论序》）。由此可见，东垣之学，在元代之时，已受到高度的重视。至于明代，张景岳亦说："东垣发明内伤一证，其功诚为不小，凡其所论，有的确不易者"。并在《景岳全书》中，首先专立《劳倦内伤》一门。清代叶天士更说："气分本虚，卫少外护，畏寒怯冷……历举益气法，无出东垣范围，俾清阳旋转，脾胃自强，偏寒偏热，总有太过不及之弊。补中益气加味"（《临症指南医案·脾胃门》赵案）。

回顾东垣能够对内伤病有所成就，并非偶然。一是他学医目的性很明确，求名师指导，提高时医水平，胸有抱负，而且善于发现问题，敢于实践。二是老师的启发，有正确的治学方法。他的老师张元素，本是

11

医学上的革新能手，有句名言："运气不齐，古今异轨，古方新病，不相能也"。对他有很大的影响。所以东垣亦说："圣人立法，虽布方策，其不尽者，可以意求"。而"治法已试验者，学者当以意求其的，触类而长之，则不可胜用矣"。看来，这就是他学有成就的诀窍。对我们来讲，如何搞好继承发扬，其人其学，亦是很好的榜样。

附方

①补中益气汤：黄芪_{劳役病热甚者一钱} 甘草_炙 以上各五分 人参 白术 升麻 柴胡 橘皮 当归 以上各三分 水煎服。

②朱砂安神丸：朱砂_{五钱，另研水飞为衣} 甘草_{五钱五分} 黄连_{酒洗，六钱} 当归_{二钱五分} 生地黄_{一钱五分} 汤浸蒸饼为丸，如黍米大，每服十五丸至二十丸。津唾咽下，食后。此近而奇偶，制之缓也。

③除风湿羌活汤：羌活_{七分} 防风 升麻 柴胡_{以上各五分} 藁本 苍术_{以上各一钱}

④羌活胜湿汤：羌活 独活_{以上各一钱} 藁本 防风 炙甘草 川芎_{以上各五分} 蔓荆子_{三分}

⑤清暑益气汤：黄芪_{汗少者减五分} 苍术_{以上各一钱五分} 升麻_{一钱} 人参 白术 橘皮 神曲_炒 泽泻_{以上各五分} 甘草_炙 黄柏_{酒浸} 当归身 麦门冬 青皮_{去白} 葛根_{以上各三分} 五味子_{九个}

⑥升阳益胃汤：黄芪_{二两} 半夏 人参 炙甘草_{以上各一两} 独活 防风 白芍药 羌活_{以上各五钱} 橘皮_{四钱} 茯苓 柴胡 泽泻 白术_{以上各三钱} 黄连_{一钱} 为

粗末，每服秤三钱，生姜五片，枣二枚，水煎服。

⑦厚朴温中汤：厚朴　橘皮以上各一两　炙甘草　草豆蔻仁　茯苓　木香以上各五钱　干姜七分　为粗末，每服五钱匕，生姜三片，水煎服。

⑧沉香温胃丸：附子炮　巴戟　炮姜　茴香炮，以上各一两　官桂七钱　沉香　炙甘草　当归　吴萸　人参　白术　白芍药　茯苓　良姜　木香以上各五钱　丁香三钱

⑨神圣复气汤：炮姜一钱三分　柴胡　羌活以上各一钱　甘草　藁本以上各八分　升麻　半夏以上各七分　当归身六分　防风　郁李仁　人参以上各五分　附子炮，二分　白葵花五朵　草豆蔻　黄芪以上各一钱　橘皮五分　枳壳五分　黄柏　黄连以上各三分　生地二分　川芎　蔓荆子以上各三分　细辛二分

⑩升阳顺气汤：黄芪一两　半夏三钱　草豆蔻二钱　神曲炒，一钱五分　升麻　柴胡　当归身　陈皮以上各一钱　甘草炙　黄柏以上各五分　人参三分

⑪升阳补气汤：厚朴五分　升麻　羌活　白芍药　独活　防风　甘草炙　泽泻以上各一钱　生地黄一钱五分　柴胡二钱五分

⑫升阳散火汤：升麻　葛根　独活　羌活　白芍药　人参以上各五钱　炙甘草　柴胡以上各三钱　防风二钱五分　生甘草二钱

⑬朱砂凉膈丸：黄连　山栀以上各一两　人参　茯苓以上各五钱　朱砂三钱　冰片五分

⑭黄连清膈丸：麦门冬一两　黄连五钱　黄芩三钱

⑮双和散：白芍药二两五钱　黄芪　熟地黄　川芎

13

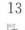

当归以上各一两　炙甘草　官桂以上各七钱五分

⑯枳术丸：白术二两　枳实麸炒黄色，一两同为极细末，荷叶裹烧饭为丸，如梧桐子大，每服五十丸，多用白汤下。加橘皮一两，名橘皮枳术丸。加大麦芽面炒，神曲炒各一两，名曲蘖枳术丸。加木香一两，名木香枳术丸。加半夏一两，名半夏枳术丸

⑰丁香烂饭丸　丁香　三棱　广茂炮　木香以上各一钱　炙甘草　甘松　砂仁　丁香皮　益智以上各三钱　香附五钱

⑱草豆蔻丸：草豆蔻　枳实　白术以上各一两　大麦芽面　半夏　黄芩　神曲炒，以上各五钱　生姜　橘皮　青皮以上各二钱　炒盐五分

⑲木香见晛丸：神曲炒　京三棱煨，以上各一两　石三棱煨　草豆蔻煨，取仁　香附炒，以上各五钱　升麻　柴胡以上各三钱　木香二钱　巴豆霜五分

⑳三棱消积丸：京三棱炮　广茂炒　炒曲以上各七钱　青皮　巴豆和皮米炒焦去米　茴香炒　陈皮以上各五钱　丁皮　益智以上各三钱

㉑上二黄丸：黄芩二两　黄连一两　升麻　柴胡以上各三钱　甘草二钱（一方加枳实五钱）

㉒三黄枳术丸：黄芩二两　黄连　大黄煨　神曲炒　橘皮　白术以上各一两　枳实麸炒五钱

㉓枳实导滞丸：大黄　枳实　神曲　茯苓　黄芩　黄连　白术　泽泻

㉔葛花解酲汤：白豆蔻仁　缩砂仁　葛花以上各五钱　干生姜　神曲炒　泽泻　白术以上各二钱　橘皮　猪苓　人参　白茯苓以上各一钱五分　木香五分　青皮三分

二、略论《脾胃论》的成就

《脾胃论》是金代李杲所撰。杲从易水张元素（字洁古）先生学医，继承了他的学术成就，并有所发展。本书是东垣学说中理论最集中的部分，颇能反映他学有渊源，治有独到之处。正如《四库全书总目》所说，杲"从易水张元素学，尽得其传，而名乃出于元素上，卓为医家大宗。"

东垣为金元四大家之一，在中医学术的发展史上，是有卓越贡献的。他在传统的伤寒学说的基础上，发展了内伤学说。先著《内外伤辨》，是重点阐发饮食劳倦内伤之病，即从中气不足立论的。这里又专著《脾胃论》，强调"人以胃土为本。"胃气盛则元气充足，虽有贼邪，弗能伤害；假如胃气一伤，则五乱互作。主张补脾胃，升阳气，形成独树一帜的学术流派，即后人所称的"补土派。"鲁斋许先生称"东垣之医，医之王道也"，亦是指此而言。这样，中医对脾胃病的认识，治疗方法，又打开了新的途径，而且经过尔后七百多年的临床验证，证明其方法是有效的，可以重复的，成就是肯定的。

《脾胃论》全书三卷，其主要内容是：

（一）卷上

卷上，为《脾胃论》的基本部分，尤其开卷三篇——《脾胃虚实传变论》、《藏气法时升降浮沉补泻之图》和《脾胃胜衰论》，引用大量经文，把本书宗旨、作者意图、主要理论和治法方药，都详细地加以论述，为全书奠定了基础。

东垣认为，脾之与胃，脏腑表里，虚实传变，在人身的作用是升清降浊，使一身之气通泰。正如《素问·五藏别论》所说："五藏者，藏精气而不泻也，故满而不能实；六腑者，传化物而不藏，故实而不能满也。"而这种一虚一实，关键又在于胃气。因为"人之所受气者，谷也；谷之所注者，胃也；胃者，水谷气血之海也"（《灵枢·玉版》）。如"饮食入胃，阳气上行，津液与气，入于心、贯于肺、充实皮毛、散于百脉。脾禀气于胃，而浇灌四旁，荣养气血"，则五脏六腑皆能受气，而人之元气亦充足。如其饮食损胃，劳倦伤脾，则脾胃之气既伤，而元气亦不能充，诸病由是发生。因此，必须重视脾胃，这就是他论脾胃虚实传变的主要意义。

如脾胃为病，大都属于内伤，所以《素问·调经论》说："夫邪之生也，或生于阴，或生于阳。……其生于阴者，得之饮食居处，阴阳喜怒"，即饮食劳倦之变。因为饮食伤脾胃，劳倦喜怒耗元气，动心火，火与元气不两立，火胜则乘其土位，便成内伤脾胃之病。这种论述，是渊源于《调经论》"阴虚则内热"之文，并有所发挥者。如云："脾胃一伤，五乱互作，其始病遍身壮热，头痛目眩，肢体沉重，四肢不收，怠惰嗜卧，为热所伤，元气不能运用，故四肢困怠如此。"这样，东垣所指的内伤脾胃形证，就很具体明白了。

同时指出，病从脾胃生者有四端，即烦劳伤阳，失于清净之常；谷气下流，收藏之令偏行；胆气不升，万物无从生化；上焦之气不能升发，五气五味不能养气养神等，总之，"饮食起居，可不慎哉！"

"合人形以法四时五行而治"，这是《素问·藏气法时论》的主要精神。因为五行的更贵更贱，与四时五脏结合起来分析，可以了解病情的间甚之时，死生之期；而五脏病变的苦欲补泻，亦有一定的宜忌可寻。东垣深赞其中道理，提出"藏气法时升降浮沉补泻"之说，认为脾胃之病，不可定体，顺逆传变，温凉补泻，都宜从脾胃兼化去考虑，而各从其宜，并制定一种图式，作为论病用药的指导思想，便于在临床上掌握运用。

至于脾胃元气的盛衰，从平时的饮食肥瘦可以了解，如"胃中元气盛，则能食而不伤，过时而不饥。脾胃俱旺，则能食而肥；脾胃俱虚，则不能食而瘦；或少食而肥，虽肥而四肢不举，盖脾实而邪气盛也。又有善食而瘦者，胃伏火邪于气分则能食；脾虚则肌肉削，即食㑊也"。

脾之与胃，以膜相连，表里相应，同主中焦。及其有病，虽阴阳异位，亦互相影响。如饮食不节则胃病，胃病则脾无所禀受，亦从而为病；形体劳役则脾病，脾病则胃不能独行其津液，亦从而成病。"大抵脾胃虚弱，阳气不能生长，是春夏之令不行，五脏之气不生"，成为阴盛阳虚之证。

最常见者，如胃病则湿胜，怠惰嗜卧，四肢不收，

17

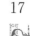

或大便泄泻，治从平胃散；脾胃不足，土不生金，则肺脾气虚，自汗，四肢发热，或大便泄泻，或皮毛枯槁，发脱落，治从黄芪建中汤；或脾胃不足，阳虚不能生阴血，治从本证中摘取四物汤一二味，使阳生而阴长；或脾胃真气虚弱，气短脉弱，治从四君子汤；如脾湿下流，下焦气化不行，或渴或小便闭涩，赤黄而少，治从正药中摘取五苓散一二味，化气利湿。东垣称之为五证五药，实际是脾胃常见病的一般处理方法。

但脾胃有病，不同余脏，每无定体，应该考虑到肝心肺肾的有余不足，或补或泻，而抓住脾胃这个重点。这种精神，渊源于《内经》五行生克制化的理论，即"至而不至，是为不及，所胜妄行，所生受病，所不胜乘之"。按照这种理论指导用药，疗效远较上述一般处理为佳。书中具列"脾胃不足"，"心火亢盛"，"肝木妄行"，"肺金受邪"，"肾水反来侮土"的证候变化，君臣佐使的常用药物，这是《脾胃论》辨证用药的基本部分，亦是全书的一个重点，东垣所制诸方，大都是从这里演绎发挥的。

这个方法，并常结合四时变化而具体运用，书中又举例加以说明。如时在长夏，正当主气衰而客气旺之时，处方当加时令药，即补脾胃泻阴火升阳汤①，在补脾胃，升阳气的同时，从权用泻阴火、清湿热之药。又如时值秋令，湿热少退，脾胃不足，阳气不伸，肺脾两病，又当升阳益胃，即升胃阳，益肺气，同时配以清湿热之药。

以上至而不至诸治法和补脾胃泻阴火升阳汤、升阳益胃汤，实际是"藏气法时升降浮沉补泻"理论的具体阐发。并且进一步提出，调理脾胃的具体方法，用药要有个主辅佐使，突出主证，又配伍得当，即书中的《君臣佐使法》。同时所病经络不同，更应《分经随病制方》。而且有时禁、经禁、病禁、药禁等，所以又提出《用药宜禁论》。这样，东垣对脾胃病的证治，可以说是重点突出，又从各方面考虑得很周到了。

上文著论处方已很详细，然犹恐或者不知其源，而无所考据，复以"内经仲景所说脾胃者"一篇重申之。虽然其文大都为以前引用经文的复述，但正如东垣自己所说："谆复其辞而不惮烦者，仁天下后世之心亦惓惓矣"。

（二）卷中

卷中，阐述脾胃病的具体证治。如劳倦所伤，发病时令，补脾升阳，木郁达之，安养心神，以及用药与针刺等，都有详细的讨论。

如《气运衰旺图说》，是把内伤脾胃之病，用图说方法加以公式化，使人一看就能掌握它的病情变化、用药方法。其内容，即是对脾胃病的变化，同心、肝、肺、肾和生、长、收、藏的四者关系，归纳的两补两泻的治疗大法。这种图说，与卷上《脾胃胜衰论》和卷下的《天地阴阳生杀之理在升降浮沉之间论》互相贯通，这里冠于卷中之首，似有承上启下的意义。

《饮食劳倦所伤始为热中论》，是内伤脾胃病的具体叙述，亦是上文的进一步阐发。这里提出了五个问题：①胃气；②阴火；③内伤外感的辨别；④内伤病治则；⑤主要方药。东垣逐个加以论述。如胃气问题，强调"人以胃气为本"，清气、荣气、运气、卫气、春升之气，皆是胃气的别名，其实是一回事，即胃气在各方面的表现。胃气盛，则诸气皆旺。如脾胃气衰，元气不足，则心火独炽，阴火乘其土位，便为内伤热中之病。阴火如何发生？是由于脾胃虚弱，水谷之湿下流，下焦肾气不化，郁而生热，便为阴火。因为这是脾湿流于下焦而郁热，所以称之为阴火。阴，是"内"的互词；阴火，犹言内热。有时又称之为相火，包络之火，或督任冲三脉盛。阴火上冲，乘于心，又称为"心火"，仍是阴火。火与元气不两立，一胜则一负，所以称为元气之贼。这种阴火病情，影响的范围很广，几乎遍及五脏并督任冲奇脉。内伤外感如何辨别？内伤亦有寒热，但与外感风寒所得之表证，截然不同。内伤脾胃，乃伤其气，外感风寒，乃伤其形。伤于外为有余，有余者泻之；伤其内为不足，不足者补之，不能混淆。这种病的治则，按照"劳者温之"、"损者温之"之旨，当以甘温之剂补其中，升其阳，甘寒以泻火热，总之，是甘温除大热。至于主要方药，即补中益气汤。

同时指出，内伤之病，脾胃不足，一般是始为热中，这是阴火乘脾之变；但亦有末传寒中者，又是脾胃阳气不足，招致寒水反来侮土。因此，脾胃不足，尚有热化与寒化的分别。如一旦出现寒中证候，则上述方法不再适用，其病情和治法，又当别论。以上二篇，可以联系起来看，是卷中的重点内容。

"藏气法时"论病用药，是《脾胃论》的一个特点。《脾胃虚弱随时为病随病制方》，就是具体阐述这个问题的。其内容，大都在于夏令的脾胃病。东垣认为，"脾胃虚弱，必然上焦之气不足，遇夏天气热盛，损伤元气"，则诸病丛生，因为此时"正当主气衰而客气旺"之故。如夏天气热盛，助长脾胃热中之病，并伤肺金，则当先助元气，理治肺金之不足，用黄芪人参汤②。如长夏湿热大胜，胃困尤甚，宜以清燥之剂，并救天暑之伤庚金，用清暑益气汤。二方主旨相同，都是补脾胃，升阳气，甘寒以泻火热，同时用生脉散补元气以保肺金。仅后方多葛根、青皮、泽泻三味，风以胜湿，又理气利湿，适应湿热之变。特别对生脉散之用，明确指出，"夏月宜补者，补天真元气，非补热火也，……以人参麦冬五味子生脉，脉者，元气也"，同时能"补水之源而清肃燥金"。这是《内外伤辨·暑伤胃气论》的进一步阐发。

以上两方，具体运用，亦不局限于夏令，只要病情相宜，都可增损应用，所以又均附以随时随证加减用药方法。

如湿热乘于肾肝，行步不正，脚膝痿弱，两足欹侧者，为已中痿邪，宜于黄芪人参汤中加黄柏、知母，坚阴清热。如湿气胜，风症不退，眩晕麻木不已，当用除风湿羌活汤③升阳除湿。如湿热病在四肢血脉，肢节烦疼，身体沉重，或夏月飧泄，便后见白脓，嗜卧无力，不思饮食，则用调中益气汤④，益气兼以和中。

如湿热伤中为肠澼，用凉血地黄汤⑤；为飧泄，用升阳除湿防风汤⑥等，都是审因论治，随机应变者。

脾胃之气下流，少阳生发之气不升，用补脾胃，升阳气方法，这是肯定的。尚有一种病情，即饮食过饱，填塞胸中，遏抑"肝木生发之气于下"，东垣称为"木郁之证"，亦可以用吐法，吐去有形之食物，即"木郁达之"，使肝木之气舒畅而上升。东垣在《内外伤辨》中并专门为此立论，即"重明木郁则达之"之理，亦是一种升阳气方法。但这是为食伤太阴，有形之物窒塞于胸中，遏抑生发之气而言；假如脾胃虚者，则不可妄用吐药。两者结合起来看，善于设法，而又恰当用药，颇具辨证精神。

脾胃之病，有时是由烦劳忧恐，损耗元气而致，亦即《素问·调经论》所说："其生于阴者，得之饮食居处，阴阳喜怒"之病。这里提出《安养心神调治脾胃论》，是很有针对性的。因为心生凝滞，七情不安，五志化火，则阴火炽盛，耗伤元气，津液血脉不能颐养于神。善治此病者"惟在调和脾胃，使心无凝滞，或生欢忻，或逢喜事，或天气暄和，居温和之处，或食滋味，或眼前见欲爱事，则慧然如无病矣，盖胃中元气得舒伸故也"。同时还当"问其所便"，寒温中适等，应该从其所伤，临时制宜，起到拨乱反正的作用。

用药大略，上文已加论述，尚有针刺方法，亦很有效，而且两者有共通之处，如能针药并进，则治疗脾胃病的方法更多，而疗效亦更佳。以下三篇《胃气下溜五脏气皆乱其为病互相出见论》、《阴病治阳，阳病治阴》和《三焦元气衰旺》，就是具体讨论这个问题的。这种论述，充分反映了东垣的多才多艺，学养之深。

卷下，是重申脾胃病与天地阴阳，升降浮沉的密切关系，实际是上中二卷部分内容的重点阐述，并结合临床实践，具体论述各种治疗方法。

如胃气虚弱，则津液告竭，九窍不通，脏腑经络皆无所受气，诸病从此而生。这里连续提出五论，讨论它的变化过程，危害所及，而其总的内容，是反复强调胃气能滋养元气，为十二经之源，水谷之海，"平则万化安，病则万化危"并列举头痛、耳鸣、九窍不利、中风、痿痹、寒热等病，说明元气无虚，则风雨寒热不能独伤人，必先正气虚，然后邪气得入；而最主要的是，饮食劳倦伤中，脾胃阳气衰弱，阴火上行，每每成为诸病发生的厉阶。

卷上早已指出，"合人形以法四时五行而治"，这里重申天地阴阳生杀之理，在于升降浮沉之间，即"天以阳生阴长，地以阳杀阴藏"。"岁半以前，天气主之，在乎升浮也；……岁半以后，地气主之，在乎降沉也"。升已而降，降已而升，如环无端，运化万物。而人是万物中之一物，"呼吸升降，效象天地"，亦应该春夏养阳，秋冬养阴，以从其根，与万物沉浮于生长之门。具体体现，就是脾胃的阴阳升降。如"饮食入胃，而精气先输脾归肺，上行春夏之令，以滋养周身，乃清气为天者也；升已而下输膀胱，行秋冬之令，为传化糟粕，转味而出，乃浊阴为地者也。"因此，生活起居，顺应四时，饮食有节，不妄作劳，不暴喜怒，颐神养志，则新陈代谢正常，无所偏胜而安康。否则，"损伤脾胃，真气下溜，或下泄而久不能升，是有秋冬而无春夏，乃生长之用，陷于殒杀之气，而百病皆起；或久升而不降亦病焉"。这种变化，关系到五脏之气交变，关系到其人寿夭，应该十分加以注意。在此，连续四篇论述，颇具生物学生态平衡学说的精神。

《调理脾胃治验》，自此以下诸篇，是东垣临床实践的记录，亦是从理论到临床，充分阐发内伤脾胃之病，作为全书总结者。如云治病用药，应明升降浮沉之理，差互即反而有害。列举夏秋湿盛泄泻，脾胃虚损目病，痰厥头痛，以及表寒衄血等证，结合自己的体验，证明泛用一般套法是不效的、有害的；用上述理论指导治疗，其病即愈。其中，用升阳风药治泄泻，制半夏白术天麻汤⑦治痰厥头痛等，都为临床另开法门。又如阳明病湿胜自汗，六七月湿热成痿，亦不能见证治证，需要分析病情，初病与末传，邪正的胜克，而后抓住重点进行治疗。又如饮食伤脾，饮酒过伤，亦应分别有形无形，所伤何物，量寒热虚实新久而辨治之。这里，既有补脾胃、升阳气的特点，又广搜博采，不拘一格，集中前人各方之长，大开治疗门径，是本书内容生动而又治法很多的部分。有些内容，与《内外伤辨》卷下的方法相同，可以互相参阅。总之，脾胃损伤之治，在于调饮食，适寒温，按照五邪所伤，五脉用药，仍然是一个常规，再加上从权变化，就得其要领了。

至于《脾胃将理法》、《摄养》、《远欲》和《省言箴》四篇，是病时的饮食用药宜忌，亦是平时的调理方法；更主要的是养气、养形、养神，治病又治人，务得养生之真趣，是东垣数十年身体力行的经验结晶。

（四）

《脾胃论》一书，中心思想非常突出，顾名思义，即可以得其梗概。书中又分列许多标题，反复阐明脾胃病的各种变化及其机制，更是仔细深入。不过，部分内容，似有繁复之嫌。这是因为要冲破《局方》成方成药的长期束缚，非反复讲解，宣扬其理，不能除其积习；另一方面反映了东垣老人的迈年苦心，"予所以谆谆如此者，盖亦欲人知所慎也。"应该加以注意。

同时，这里的重点，在于胃气和脾阳的升运，所谓补中升阳，是就整个中气不足的病情变化立论的；至于胃阴和腑气的顺降，东垣虽经提出这个问题，如云"胃之与湿，其名虽二，其实一也。湿能滋养于胃，……胃之不足，惟湿物能滋养。"但真正在这方面有具体发挥者，须至叶天士的甘凉濡润大法提出以后，才补充了李氏之不足，如能两者结合起来看，则于脾胃学说，就更臻全面了。

此书东垣没有自序，亦不著成书年代。考元遗山序云："明之既著论（指《内外伤辨》）矣，且惧俗蔽不可以猝悟也，故又著《脾胃论》叮咛之。"根据这个记载，可知《脾胃论》是在《内外伤辨》之后著作的。元序写于已酉年，为蒙古海迷失后（元代前身）一年

（公元 1249 年），即于《内外伤辨》著成之后二年，其具体成书时间，大致即在这一阶段中。罗天益后序，亦是《内外伤辨》、《脾胃论》依次连称的。当时东垣已年近七旬，衰病交并了，然仍力疾著作，尽心传道，这是他老人家强烈的事业心的表现。当然，亦有范尊师鼓舞借奖的一份功劳。

有人认为，此书写成时期较早，似在《内外伤辨》之前，从本书之末《远欲》一论中"残躯六十有五"之文可征。这个意见，理由是不充分的。按照通常的写作情况，一部著作的撰成，往往是由累年积月的资料收集而成，并不能凭此一点证据，就把成书年代提前。在《调理脾胃治验》项下四案，有二案是戊申年的，一是白文举案，一是贫士案。戊申是蒙古真定三年（公元 1248 年），此时东垣年已六十九岁了，这不是更有力的证据吗？因此，《脾胃论》的成书年限，按元遗山序推定为洽。

附方

①补脾胃泻阴火升阳汤：柴胡一两五钱　甘草炙　黄芪　苍术炒　羌活以上各一两　升麻八钱　人参　黄芩以上各七钱　黄连炒，五钱　石膏少许长夏微用，过时去之，从权　上为粗末，每服三钱，水煎服。

②黄芪人参汤：黄芪一钱，如自汗过多，更加一钱　升麻六分　人参　橘皮　麦门冬　苍术无汗更加五分　白术以上各五分　黄柏　炒曲以上各三分　当归身　炙甘草以上各二分　五味子九个

③除风湿羌活汤：羌活一两　防风　苍术　黄芪以

上各一钱　升麻七分　炙甘草　独活　柴胡以上各五分　川芎　黄柏　橘皮　藁本以上各三分　泽泻一分　猪苓　茯苓以上各二分　黄连一分　上为粗末，每服秤三钱或五钱，水煎服。

④调中益气汤：黄芪一钱　人参　甘草　苍术以上各五分　柴胡　橘皮　升麻以上各二分　木香一分或二分

⑤凉血地黄汤：黄柏炒　知母炒，以上各一钱　青皮　槐子炒　熟地黄　当归以上各五分

⑥升阳除湿防风汤：苍术四两　防风二钱　白术　白茯苓　白芍药以上各一钱

⑦半夏白术天麻汤：黄柏二分　干姜二分　天麻　苍术　白茯苓　黄芪　泽泻　人参以上各五分　白术　炒曲以上各一钱　半夏　大麦芽面　橘皮以上各一钱五分　上为粗末，每服半两，水煎服。

三、《兰室秘藏》是东垣学术成就之集大成

《兰室秘藏》一书，可谓是东垣学术成就之集大成者。全书二十一门，包括内、外、妇、儿临床各科。虽然内容并不怎么庞大，但确实反映了东垣在各方面的成就。如能认真考察一下，则于东垣学说，"思过半矣"。

东垣阐述内伤之论，确有至理。而强调土为万物之母，脾胃为生化之源，又是他的一生宗旨。而这个宗旨，在许多疾病上的具体发挥，本书又可以说是他

27

的一部临床实验录。

全书计三卷,从其内容看,大体是从内科、五官科、妇人科、外科与儿科按次排列的。

内科从《饮食劳倦门》开始。其病是"有所劳倦,形气衰少,谷气不盛,上焦不行,下脘不通而胃气热,热气熏胸中,故内热。"而水谷之寒热,感则又害人六腑。临床治疗,主要是益气升阳,与补脾消食,即一补一消两大端;而补中升阳,又是主要的。这里内容,实际是《内外伤辨》和《脾胃论》的举要复述,突出重视脾胃的主张,作为全书开端者。

其次是《中满腹胀门》。因为饮食劳倦,损伤脾胃,始受热中,末传寒中。脾胃之气虚弱,不能运化精微,制于水谷,聚而不散,便成胀满。虽然《内经》说:"诸胀腹大,皆属于热",而临床所见,东垣认为,"大抵寒胀多而热胀少,治之者宜详辨之"。

至于治疗,本《内经》之旨,"中满治法,当'开鬼门,洁净府'。开鬼门,谓发汗也;洁净府者,利小便也。'中满者,写之于内',谓脾胃有病,当令上下分消其湿。下焦如渎,气血自然分化,不待泄渗移;如或大实大满,大小便不利,从权以寒热药下之"。具体方药,即中满分消丸①和中满分消汤②,前者主治热胀,后者主治寒胀。如其腹中积聚,坚硬如石,即用广茂溃坚汤③,半夏厚朴汤④消磨之。如心腹满闷,气滞为胀,即用破滞气汤⑤;但腹中虚胀,则不能破,用草豆蔻汤⑥消补兼施。

《心腹痞门》,东垣指出,"痞者,心下满而不痛是也。太阴者，湿也，主壅塞，乃土来心下为痞满也。……仲景之泻心汤数方，皆用黄连以泻心下之土邪，其效如响应桴"（《证治准绳·杂病·痞门》引东垣文）。但在具体的病情上，尚有虚实寒热轻重之异，治疗方法，亦不能全用气药，要顾及内伤中虚，否则其痞益甚，有变为中满腹胀之虑。消痞丸[7]是一个主方，用药出入于泻心汤、连理丸、枳术丸之间，着重调和脾胃，辛开苦泄。其余失笑丸[8]、黄连消痞丸[9]、消痞汤[10]和葶苈丸[11]等，都是根据病情的差异，提示用药加减方法。

《胃脘痛门》，只有草豆蔻丸[12]、神圣复气汤和麻黄豆蔻丸[13]三方（后《自汗门》尚有术桂汤[14]一方），均属祛寒理气之剂，治疗胃寒脘痛者。但三方证的具体病情，不尽相同，如草豆蔻丸证，是秋冬寒凉复气，脾胃虚弱，元气不能卫护其外，所以用草豆蔻、吴茱萸、益智等合补中益气，成为补虚止痛、益肺祛寒的方法。神圣复气汤证，"寒水来复，火土之雠"，即脾肾阳虚，寒水反盛，又有阴火上冲的错杂病情。所以用人参四逆配合益气升阳，又加甘寒除热药，成为脾肾肝三阴兼治的方法。麻黄草豆蔻丸证，是中虚气滞，客寒犯胃，所以用麻黄、吴茱萸、草豆蔻、益智仁合补中益气，是表里两顾的方法。这些方药，有一个共同点，即顾护中气，亦是不同于一般胃痛用药之处。

《消渴门》，李氏强调"二阳结，谓之消"和"瘅成为消中"的论点。因为"二阳"是手、足阳明。手阳明大肠主津，足阳明胃主血。津液不足，"血中伏火"，所以消谷而善饥。前人分为高消、中消、下消，并有相应的方药，是有道理的。但东垣别有见解，认为消渴是津血不足，燥热之气偏盛。热则伤气，宜用甘寒之剂，折热补气为君。王冰云：滋水之源，以镇阳光。故以苦寒之剂，泻热补水为臣；甘辛寒之剂，和血润燥为佐。病在"二阳"，故以苦平之剂，行阳明、少阳二经。并少用辛温之药，反佐以取之；升浮之药，使浮而不下（生津甘露饮子引《卫生宝鉴》文），才是最合适的方法。根据这个认识，制订了和血益气汤⑮、当归润燥汤⑯、生津甘露汤⑰、辛润缓肌汤⑱及甘草石膏汤⑲五方，总的治则是相同的，具体用药略有出入，这是适应各个病情上的差异。这种治疗，实际仍是在补气升阳、甘寒除热的大法上去演化。从罗谦甫的亲身目睹，是有确实效验的。

最后并对消渴末传之变作了讨论，如末传为疮痈，责之津血虚而火邪胜，治宜着眼下焦元气。如末传为中满，责之寒剂太急，用之过久，药过病所，"上热未除，中寒复生"，亦是经验之论。即在目前临床，尚可遇到这些问题。

《眼耳鼻门》，东垣很重视《灵枢·大惑论》所云："目者，五脏六府之精也，荣卫魂魄之所常营也，神气之所生也"。而五脏六腑之精，皆禀受于脾，才能上贯于目。如其心事烦冗，饮食失节，劳役过度，则脾胃虚弱，五脏之精气皆失所司，不能归明于目；而劳役过度，则又心火大盛，百脉沸腾，血脉逆行，邪气所并，目病诸证从而发生。因此，书中强调，"凡医者不理脾胃，及养血安神，治标不治本，是不明正理也"。根据这个认识，东垣对目赤、目痛、肿胀、紧小，目睑赤烂、倒睫拳毛，以及外障、内障等，均有独到的治疗方法，而且反映他的用药特点，《元史·方技传》称东垣"其学于伤寒、痈疽、眼目病为尤长"，是确有所见的。

至于耳之与鼻，根据《灵枢·邪气藏府病形》之论，"十二经脉，三百六十五络，其血气皆上于面而走空窍，其精阳气上走于目而为睛，其别气走于耳为听，其宗气出于鼻而为臭"。东垣指出，"若因饥饱劳役，损伤脾胃，生发之气既弱，其营运之气不能上升，邪塞孔窍，故鼻不利而不闻香臭。宜养胃气，实营气，阳气宗气上升，鼻管则通矣"。在耳，亦责之气虚寒盛，气血涩滞不行，故聋，治宜补宗气，行肺气（《证治准绳·杂病》引东垣文）。

《头痛门》，书中首论病因，分别内伤与外感。如风从上受，为邪从外入；如肠胃所生，为气虚头痛。并细别之，则有伤寒、湿热、寒湿、偏头痛、真头痛、厥逆头痛等。而其病理变化，则归本于六经。因此，书中指出："凡头痛皆以风药治之者，总其大体而言之也。高颠之上，惟风可到，故味之薄者，阴中之阳，乃自地升天者也。然亦有三阴三阳之异。故太阳经头痛，恶风寒，脉浮紧，川芎、羌活、独活、麻黄之类为主。少阳经头痛，脉弦细，往来寒热，柴胡黄芩为主。阳明头痛，自汗，发热不恶寒，脉浮缓长实者，升麻、葛根、石膏、白芷为主。太阴头痛，必有痰体重，或腹痛，为痰癖，其脉沉缓，苍术、半夏、南星为主。少阴经头痛，三阴三阳经不流行，而足寒气逆为寒厥，其脉沉细，麻黄、附子、细辛为主。厥阴头项痛，或吐痰沫、厥冷，其脉浮缓，吴茱萸汤主之。血虚头痛，当归、川芎为主。气虚头痛，人参、黄芪为主。气血俱虚头痛，调中益气汤少加川芎、蔓荆子、细辛，其效如神。"这段论文，写得非常具体，亦很有实践意义。直至目前临床，尚多赏用。

《口齿咽喉门》，指出齿为肾之标，口为脾之窍，而牙齿又为手、足阳明脉之所过，足阳明胃脉贯络于上龈，手阳明大肠脉贯络于下龈。由于二阳脉的寒热喜恶不同，牙齿之为病亦不一，不但牙痛有种种形证，而病情亦是多变的。有由于风寒湿者，有寒热多少者，有大热、大寒、湿热、风邪者。书中都有相应的治疗方法。其给药途径，大都是局部搽擦，或者贴在牙龈上，只有极少数的内服药。此外，并有刷牙、白牙、牢牙等方药，可称周到而又具口齿病的特色了。

至于食肉口臭用神功丸[21]、咽肿痛声破用桔梗汤[22]，口疮用黄柏末，神验法等，均能反映作者实践经验的丰富。

《呕吐门》，东垣对呕、吐、哕的证治，有较全面的论述，但在这里，资料较少。罗列四方，基本属于两类病情，一类是胃气虚寒，一类是土虚木乘。胃气虚寒的呕吐，用丁香茱萸汤[22]，吴茱萸丸[22]，这是脾胃虚寒，兼夹气滞者，所以均用暖肝温胃法；其间区别，仅后方较前方增强了理气和胃之药。土虚木乘的呕吐，用白术汤㉔、补肝汤㉕，以上二方，调理脾胃亦是共同的，立意在先实中土；其间区别，前方兼以化痰熄风，后方兼以升阳升清，条达木郁。这些方法，都不流于一般化，而是富有巧思者。

《衄血吐血门》，东垣谓，衄血者出于肺，咯唾血者出于肾，痰涎血者出于脾，呕血者出于胃。并有相应的治疗方药（《证治准绳·杂病·诸见血门》引东垣文）。这里列方，不是全面而论，仅仅突出几个重点而已。如人参饮子㉖，是益气敛阴、引血归经之剂，为脾胃虚弱，气不摄血的治法。三黄补血汤㉗，是甘辛温微苦，峻补其血之剂，为大失血后的将补方法。救脉汤㉘，为补中益气汤的变通方，治疗肺气劳伤，咳嗽吐血。黄芪芍药汤㉙，益气升阳，两调脾肺，盖为衄血多而肺气虚寒者设法。以上为方虽然不多，但总体来看，对吐衄血证，重视顾护脾胃，具有根本性意义。

《腰痛门》，实际是诸痛门，因其内容除腰痛外，尚有痹痛、身体痛、打仆损伤、坠伤痛以及脚膝无力沉重等。在腰痛一证，指出"为足太阳、足少阴血络中有凝血作痛，间有一二证属少阳胆经外络脉病"。治"宜通其经络，破其血络中败血"。这种治则，对诸痛证似有普遍意义。他的用药，是以羌活、独活、防己、防风升阳气，通经络；川芎、当归、肉桂、桃仁、红花，活血破瘀。夹湿热者，兼用苍术、泽泻、黄柏、黄芩；属寒湿者，主以麻黄、苍术等。川芎肉桂汤、独活汤、地龙汤等，即反映这种用药方法。如痛痹证，则用缓筋汤㉚、苍术复煎散㉛，除风寒湿热，通经活血，除痹止痛。如身体痛证，属寒湿者，用麻黄复煎散㉜，升阳发散之；属湿热者，用拈痛汤㉝，升阳除湿，清化湿热。打仆损伤，坠伤痛者，用破血散疼汤㉞、地龙汤㉟，其祛瘀通经的用药，更为集中。一般认为，李东垣善于补中益气，升阳升清，其实，他对活血化瘀方法，亦很精通。在此用药，值得重视研究，全面地学习他的成就。

《妇人门》，有经闭不行，经漏不止，半产误用寒凉之药三论。对经闭的论述，着眼于中焦胃热闭结，下焦胞脉热结，及上焦心肺热结三端，导致经闭不行。其治疗法则，在中焦者，"宜泻胃之燥热，补益气血"。在下焦者，"宜调血脉，除包络中火邪"，在上焦者，用"安心和血泻火"。治得其当，月经自然通利。

对崩漏不止的论述，着眼于脾胃亏损，气虚下陷，和心气不足，阴火大旺二端，导致崩漏不止。其治疗法则，前者"宜大补脾胃而升举血气"；后者宜养脾胃，镇心火，补阴泻阳。对症下药，亦能迅速见效。

至于分娩及半产，暴去其血，应亡血补血，这是"血下降亡，当补而升举之"。假如误用寒凉之药，泻气中之热，是血亏泻气，阴亏泻阳，使两者俱伤，有变成虚劳之危。

本门列方最多，有三十二方，月经病、带下病，以及妇人杂病，均有较多的方剂，唯妊娠与产后，列方很少。在这些方剂中，很能反映李氏的特长。例如对于崩漏证，认为是脾胃气陷，湿胜下趋，要首先有个从权方法，即用升阳除湿汤㊱，以风药升阳，风药胜湿，升举胃气之下陷，使崩漏得止，似是一种"逆流挽舟"方法。病情好转以后，再大补气血，如补气升阳汤加和血药，作为善后之计。又如白带久不止，认为是寒湿乘其胞内，当大泻寒湿，以丸药治之。如用酒制白石脂、白龙骨，燥以枯其湿；炮干姜大辛热，泻寒水；黄柏之大寒，既为热因寒用，又为下焦之向导。柴胡为本经使药，更以芍药引导之；并用当归身之辛温，大和其血脉。合而成方，即是固真丸。类此用药方法，出入变化于寒热虚实各种病情之间，制成许多方剂，颇堪探讨研究。

《大便结燥门》，书中指出："肾主五液，津液润则大便如常。若饥饱失节，劳役过度，损伤胃气，及食辛热味厚之物，而助火邪，伏于血中，耗散真阴，津液亏少，故大便结燥。"这是一般的病理变化。然结燥之病，原因亦不一，有热燥，有风燥，有阳结，有阴结，又有年老气虚，津液不足而结燥者。治疗方法，"肾恶燥，急食辛以润之"，"结者散之"，这是个原则。具体用药，尚有各种相应的措施。书中列方，如通幽汤、润燥汤、润肠汤等为一类，着重用生地、熟地、甘草，甘润滋液；桃仁、红花，和血润肠；益以升麻，是使清升而浊降。总之为和血润肠方法。如润肠丸、活血润肠丸等为又一类，以和血润肠之药，与大黄之通腑去秘，羌、防之辛润去风配合，是"润燥和血疏风"方法。

《小便淋闭门》，论中指出，小便淋闭，皆热邪为病，但应"分在气在血而治之，以渴与不渴而辨之"。

如渴而小便不利者，是热伤上焦肺气，肺中有热，不能生水，绝其水之上源，所以口渴而小便不利。治宜淡味渗泄之药，清肺热，滋化源，用清肺饮子⑧。如不渴而小便不通者，为热邪伤于下焦，阴血之分受邪，闭塞其下流，所以口不渴而小便不通。治宜大苦寒之味，坚阴清热，又寒因热用，反佐辛热，这是"伏其所主，先其所因"，用通关丸。这种论证用药，精辟创新，最能反映东垣在临床上的突出成就。

《痔漏门》，痔漏为大肠病，大肠本主津，如其风木乘火势而侮燥金，则大便闭而痔漏发作。临床所见，大都"是湿、热、风、燥四气相合"，如"大肠头成块者，湿也；作大痛者，风也；若大便燥结者，主病兼受火邪，热结不通也"。治疗方法，当苦寒以泻湿热，辛温和血润燥，疏风止痛。例如秦艽白术丸，以秦艽、当归梢、桃仁和血润燥；以皂角仁除风燥，以地榆破血止血；以枳实之苦寒，坚阴而下泄胃实，以泽泻之渗湿，使气归于前阴，白术之苦甘，补胃而益元气。余如秦艽苍术汤、秦艽防风汤、秦艽羌活汤、秦艽当归汤等，都是围绕湿、热、风、燥四气的病情，加减出入的。

《阴痿阴汗门》，足厥阴肝脉络阴器，心主五臭，因此阴痿阴汗臊臭之证，大都为肝心两经之病，即"风湿热合于下焦为邪"。治疗方法，以泻肝经中湿热为主，兼泻心经之邪。从《内经》"下焦如渎"，"在下者引而竭之"之旨。例如龙胆泻肝汤，即是本于这个治则组成的。方中以柴胡入肝为引；生地黄、草龙胆之苦寒泻湿热。泽泻、车前子、木通淡渗之味，利小便，亦除臊气，即在下者引而竭之。肝主血，更用当归以滋肝血之不足。余如清震汤、固真汤、清魂汤等，皆是同一方法而略有变通者。假如寒湿为患，书中有椒粉散。另有延胡丁香丸③一方，治疗肾疝，其药在临床上颇多应用，而且疗效较佳。

《泻痢门》，内容包括痢疾与泄泻两病，而痢病中尚夹杂着肠风下血病情。其痢，以血痢为多，治疗用升阳气、去湿热、和血脉为法，如升阳去热和血汤；湿毒下血多者，用芍药柏皮丸、槐花散等。如见腹中虚寒者，重用升阳温中，如升麻补胃汤、益智和中汤、和中益胃汤等。如痢久脱肛，主以固涩，如诃子皮散。

至于泄泻，重视脾胃与湿热的相互关系，连出三方，黄芪补胃汤㊿、升阳除湿汤㊵、人参益胃汤㊶，斟酌于标本虚实之间，不流于一般用药，颇堪取法。

《疮疡门》，赅有瘰疬、耳疮、腋疮、痈肿、疥癣及烫火烧伤诸证，其中瘰疬、痈肿是个重点。瘰疬之病，在于手、足少阳经和足阳明经。结核有浅深坚柔、在上在下、已溃未溃之分。治疗方法，书中的救苦化坚汤㊷，是个基本方，对瘰疬的病情分析、用药法度，讲得都很明白。其余尚有七方，是在这个基础上，对病情见症的差异，突出重点，并对加减用药，作为示范者。因此，方剂名称虽多，他的用药法度，还是易于掌握的。特别救苦化坚汤一方，颇能反映东垣对疮疡的一套治疗方法，不要一般看待。

痈肿内容，阴证为多，如臀痈、附骨痈疽、妇人黑头疮内陷等，都用内托方法，如内托羌活汤、升麻托里汤、内托黄芪汤、黄芪肉桂柴胡酒煎汤等，用药固各有出入，但大法都是相同的，即升阳补托。如其邪在经脉之中，不在表亦不在里，用发表方法，如白芷升麻汤，但亦含有补托之意。

《杂病门》、《自汗门》，杂病、自汗两门，就其内容而论，实际是一门，即杂合诸种病证，出其治验。不一定每个病都全面而论，而是有什么经验，出什么方证，很像临床实验录，与一般的"杂病"概念，不尽相同。

其中，有阴火上蒸，心神烦乱，用安神丸方法。有气血肝肾不足，以及气虚麻木，用益气、补血、补肝肾方法。有阴火发热，用升阳散火汤、火郁汤。有痰湿阻滞气机，用小黄丸[44]、黄芩利膈丸[44]。有自汗、盗汗，用调卫汤和当归六黄汤[45]。有痿证，用清燥汤[46]、健步丸[47]。有头痛头重，用红豆散、上清散，以及太阳经嚏药。有中风证，用治血通经汤[48]、天麻黄芪汤[49]。有喘咳证，用麻黄苍术汤。有外感发热及虚热夜甚，用退热汤[50]、解表升麻汤[51]、白术除湿汤[52]、泻血汤[53]等，分证论治。尚有面部病，用外治方法。这些内容，真是丰富多彩，又切于实用。虽名为"杂病"，实际是杂合许多经验，不能泛泛看待。

《小儿门》，有治惊、瘢疹两论。对于惊病，区分外物所惊与气动所惊，在此，是以后者为主。因惊而大便泄青色，为木旺侮土，"当先实其土，后泻其木"。但东垣认为，补土方法，应分析而论，如其一概用益黄散，亦是不妥当的，因为方中有辛热助火，泻肺与大肠之药，与风木旺之证不合；应用黄芪汤[55]，"泻火补金，大补其土，是为神治"。

又论及小儿腹胀，瘦弱身黄，宜升阳气，滋血益血补血，用升阳益血汤。面色萎黄，为脾虚湿热郁聚，用塌气退黄汤。若用分消方法，又有中满分消丸、消痞丸二方。

小儿疳证，有厚肠丸[55]、大芜荑汤[56]。前者取法于参枳平胃，为食伤肠胃者设法；后者"滋荣润燥，除寒热，致津液"，为胃中湿热之证的治法。

癍疹论，对癍疹始出之证，三等不同病情，以及出癍的内外原因，均作了较详细的论述。并提出消毒救苦散一方，作为消毒化癍的主要方法。及其癍疹已出，有桔梗汤、黍粘子汤，亦为常用之方。

在此，东垣提出他的命门学说，又具有独创性见解，如云："夫胞者，一名赤宫，一名丹田，一名命门，主男子藏精施化，妇人系胞有孕，俱为生化之源，非五行也，非水亦非火，此天地之异名也，象坤土之生万物也"。这个论点，源于《难经》，又有发挥，认为命门"非五行也，非水亦非火"，而是"天地之异名，象坤土之生万物"，为一身之主宰。这种说法，已为赵献可的命门论，开辟了先河。

以上所述，是本书二十一门内容的大略。这些内容，虽不能说是东垣的全书，但确实集中了他在各方面的临床经验。而且实事求是，有多少认识，有多少经验，就写多少文章，不求全于门类纲目的形式，亦不拘于前人的条条框框，而是一部讲求实际的临床实验录。编者称之为《兰室秘藏》，是何等重视！这个名称，亦反映编者对此书的敬慕之情，感受之深，秘而珍藏之意。

东垣重视内伤，专于脾胃，对临床许多疾病，都有他的独特见解，已如上文所述。这种论述，可以说是脾胃学说之推广运用于各种疾病，亦可以说是各种疾病，抓住脾胃这个根本问题者。总之，这里所论，大大丰富和充实了《内外伤辨》和《脾胃论》的内容；而三部著作之间，分之则各有特点，合之则于东垣学说的成就，反映得更臻全面。

东垣自制诸方，这里又是最集中的，而且变化多端，亦是一个值得重视研究的内容。有人议论，东垣用药，品味多而用量少，不符前人常法，甚至有诽谤为杂乱无章者。这种议论，其实是缺乏研究，对东垣不甚了解。他的方剂，是以法立方，而又细致斟酌的。例如补中升阳法，补中益气汤是代表方，若病情稍有出入，即加减运用。如气虚血亦虚，即加白芍或熟地，使阳生阴长，补气生血。气虚发展见阳虚，即加干姜、黑附子，温补脾肾之阳气，以胜寒水之反侮。气虚而夹气滞，则去白术，加半夏、草豆蔻、黄柏或黄连，辛开苦降，益气而又理气。气虚而夹血瘀，则去白术、陈皮、升麻，用当归梢、红花、桃仁、苏木，益气活血，以通脉络。假如病情轻一等者，上述各类用药均压缩为一二味，配合成方，如此等等，即补中益气汤一方，斟酌而用，就有很多文章。又如甘寒除热法，基本是补中益气加苦寒坚阴药，但在用黄柏，或黄连，或黄芩，或生地，则又细致斟酌；如病情轻一等者，又可压缩成生甘草与黄芩或黄柏二味，代表此法。又如升阳散火法，升阳散火汤是代表方；假如病情较轻者，即减去药味成为火郁汤。尚有升阳除湿法，理气顺气法，活血化瘀法等，均是如此，各类方药，都有理致可寻，尤其是许多复方，更从归经、引经、引导、反佐等配伍用药，法中有法，药亦井然有序。尽管很少数方剂，有使人难于理解之处，但只要在具有代表性方剂的东垣方论，以及四时用药、随病制方等加减法中去琢磨，就可以得其要领，学到他的一套用药经验。至于东垣诸方的剂型，很多采用粗散制剂，这一方面是由于当时社会流行的风尚，而另一方面，对内伤病的调理，亦确实具有特殊意义。对于这一点，蒲辅周老先生是有实践体会的。临床往往有这种情况，在平时似乎了解得很多，但遇到复杂病情，就嫌方法太少；或者简单明了的文献，阅读似乎顺眼，而繁难艰深的著作，就不求甚解，特别在人们熟悉的一般方法，不能解决问题之时，在此研究一下，正可以找到很多启发。《四库全书总目》曾谓："此书载所自制诸方，动至一二十味，而君臣佐使，相制相用，条理井然"，这是确有见地的。

　　至于此书是何时刊行，文献上很少论及，东垣亦没有自序，可知在他生前尚未整理完成。《四库全书总目》谓："前有至元丙子罗天益序，在杲殁后二十五年，疑即砚坚所谓临终以付天益者也"。此说近乎实际。在本书亦可以找到线索，如《头痛论》有"先师尝病头痛，……洁古曰：此厥阴太阴合病，名曰风痰"。《阴痿阴汗及膜臭论》亦说："一富者前阴膜臭，又因连日饮酒，腹中不和，求先师治之"等，曰"先师"，显然是他学生罗天益的语气。基本可以肯定，此书是李东垣的原著，在他殁后，经罗氏整理付刊。可惜罗天益序，一时无从查考。

附方

①中满分消丸：白术　人参　炙甘草　猪苓　姜黄以上各一钱　白茯苓　干生姜　砂仁以上各二钱　泽泻橘皮以上各三钱　知母炒四钱　黄芩炒，夏用一两二钱　黄连半夏　枳实炒，以上各五钱　厚朴一两

②中满分消汤：川乌　泽泻　黄连　人参　青皮当归　生姜　麻黄　柴胡　干姜　荜澄茄以上各二分　益智仁　半夏　茯苓　木香　升麻以上各三分　黄芪　吴茱萸　厚朴　草豆蔻仁　黄柏以上各五分

③广茂溃坚汤：广茂　红花　升麻　吴茱萸以上各二分　生甘草　柴胡　泽泻　神曲　青皮　陈皮以上各三分　厚朴　黄芩　黄连　益智仁　草豆蔻仁　当归梢以上各五分　半夏七分　如渴，加葛根四分

④半夏厚朴汤：红花　苏木以上各半分　吴茱萸　干生姜　黄连以上各一分　木香　青皮以上各二分　肉桂　苍术　白茯苓　泽泻　柴胡　陈皮　生黄芩　草豆蔻仁生甘草以上各三分　京三棱　当归梢　猪苓　升麻以上各四分　神曲六分　厚朴八分　半夏一钱　桃仁七个　昆布少许如渴，加葛根三分

⑤破滞气汤：炙甘草_{四分} 白檀 藿香 陈皮 大腹子 白豆蔻仁 白茯苓 桔梗_{以上各五分} 砂仁 人参 青皮 槟榔 木香 姜黄 白术_{以上各二钱}

⑥草豆蔻汤：泽泻_{一分} 木香_{三分} 神曲_{四分} 半夏 枳实 草豆蔻仁 黄芪 益智 甘草_{以上各五分} 青皮 陈皮_{以上各六分} 茯苓 当归_{以上各七分} 生姜_{三片} 冬月加黄芪_{五七分}

⑦消痞丸：干生姜 神曲_炒 炙甘草_{以上各二分} 猪苓_{二钱五分} 泽泻 厚朴 砂仁_{以上各三钱} 半夏 陈皮 人参_{以上各四钱} 枳实_{炒，五钱} 黄连 黄芩_{以上各六钱} 姜黄 白术_{以上各一两}

⑧失笑丸（即枳实消痞丸）：干生姜_{一钱} 炙甘草 麦芽面 白茯苓 白术_{以上各二钱} 半夏曲 人参_{以上各三钱} 厚朴_{炙，四钱} 枳实 黄连_{以上各五钱}

⑨黄连消痞丸：泽泻 姜黄_{以上各一钱} 干生姜_{二钱} 炙甘草 茯苓 白术_{以上各三钱} 陈皮 猪苓_{以上各五钱} 枳实_{炒，七钱} 半夏_{九钱} 黄连_{一两} 黄芩_{炒，二两}

⑩消痞汤：枳实_炒 当归梢_{以上各二分} 陈皮 木香_{以上各三分} 柴胡_{四分} 草豆蔻 炙甘草_{以上各五分} 半夏_{一钱} 红花_{少许} 生姜_{三片}

⑪葶苈丸：半夏 厚朴_炙 石膏 青皮_{以上各五分} 当归身_{七分} 白豆蔻仁 缩砂 茵陈 干葛_{以上各一钱} 炙甘草 羌活 黄芩 苦葶苈 人参 柴胡 独活_{以上各三钱}

⑫草豆蔻丸：神曲末 柴胡 姜黄_{以上各四分} 当归身 青皮_{以上各六分} 黄芪 人参 益智仁 吴茱萸 陈

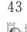

皮　白僵蚕以上各八分　泽泻小便数者减半　半夏以上各一钱
生熟甘草各六分　麦芽面炒，一钱五分　草豆蔻仁煨，一钱四
分　桃仁七个

⑬麻黄豆蔻丸：木香　青皮　红花　厚朴以上各二分
苏木三分　荜澄茄四分　升麻　半夏　麦芽面　缩砂仁
黄芪　白术　陈皮　柴胡　炙甘草　吴茱萸　当归身以
上各五分　益智仁八分　神曲末炒，二钱　麻黄去节三钱　草
豆蔻仁五钱

⑭术桂汤：苍术二钱　麻黄　炒神曲　橘皮　白茯
苓　泽泻以上各一钱　桂枝　半夏　草豆蔻仁　猪苓以上
各五分　黄芪三分　炙甘草二分　杏仁十个　生姜五片

⑮和血益气汤：柴胡　炙甘草　生甘草　麻黄根
以上各三分　酒当归梢四分　酒知母　酒汉防己　羌活以上
各五分　石膏六分　酒生地黄七分　酒黄连八分　酒黄柏
升麻以上各一钱　杏仁　桃仁以上各六个　红花少许

⑯当归润燥汤：细辛一分　生甘草　炙甘草　熟地
黄以上各三分　柴胡七分　黄柏　知母　石膏　桃仁　当
归身　麻子仁　防风　荆芥穗以上各一钱　升麻一钱五分
红花少许　杏仁六个　小椒三个

⑰生津甘露汤：升麻四分　防风　生甘草　汉防己
生地黄以上各五分　当归身六分　柴胡　羌活　炙甘草
黄芪　酒知母　酒黄芩以上各一钱　酒龙胆草　石膏　黄
柏以上各一钱五分　红花少许　桃仁五个　杏仁十个

⑱辛润缓肌汤：生地黄　细辛以上各一分　熟地黄三
分　石膏四分　黄柏　黄连　生甘草　知母以上各五分
柴胡七分　当归身　荆芥穗　桃仁　防风以上各一钱　升

麻一钱五分　红花少许　杏仁六个　小椒二个

⑲甘草石膏汤：生地黄　细辛以上各一分　熟地黄
黄连以上各三分　甘草五分　石膏六分　柴胡七分　黄柏
知母　当归身　荆芥穗　桃仁　防风以上各一钱　升麻一
钱五分　红花少许　杏仁六个　小椒二个

⑳神功丸：兰香叶　当归身　藿香叶　木香以上各
一钱　升麻二钱　生地黄　生甘草以上各三钱　黄连　缩砂
仁以上各五钱

㉑桔梗汤：当归身　马勃以上各一分　白僵蚕　黄
芩以上各三分　麻黄五分　桔梗　甘草以上各一钱　桂枝少许

㉒丁香茱萸汤：黄柏三分　炙甘草　丁香　柴胡
橘皮以上各五分　升麻七分　吴茱萸　苍术　人参以上各一
钱　当归身一钱五分　草豆蔻仁　黄芪以上各二钱

㉓吴茱萸丸：木香　青皮以上各二分　白僵蚕　姜
黄　泽泻　柴胡以上各四分　当归身　炙甘草以上各六分
益智仁　人参　橘皮　升麻　黄芪以上各八分　半夏一钱
草豆蔻仁　吴茱萸以上各一钱五分　麦芽面一钱五分

㉔白术汤：炒神曲二钱　陈皮　天麻以上各三钱　白
术　白茯苓　麦芽面炒　半夏以上各五钱

㉕补肝汤：柴胡　升麻　藁本以上各五分　白茯苓七
分　炒神曲　苍术以上各一钱　半夏二钱　生姜十片

㉖人参饮子：麦门冬二分　人参　当归身以上各三分
黄芪　白芍药　甘草以上各一钱　五味子五个

㉗三黄补血汤：牡丹皮　黄芪　升麻以上各一钱
当归　柴胡以上各一钱五分　熟地　川芎以上各二钱　生地
黄三钱　白芍药五钱

㉘救脉汤：甘草　苏木　陈皮_{以上各五分}　升麻　柴胡　苍术_{以上各一钱}　当归梢　熟地黄　白芍药　黄芪　人参_{以上各二钱}

㉙黄芪芍药汤：葛根　羌活_{以上各五钱}　升麻_{一两}　炙甘草_{二两}　白芍药　黄芪_{三两}　上为粗末　每服五钱，水煎服。

㉚缓筋汤：熟地黄_{一分}　生甘草　柴胡　红花　炙甘草　苏木　独活_{以上各二分}　藁本　升麻　黄芩　草豆蔻仁　酒黄柏　生地黄　当归身　麻黄_{以上各三分}　羌活_{三钱}　苍术_{五分}

㉛苍术复煎散：红花_{一分}　黄柏_{三分}　柴胡　藁本　泽泻　白术　升麻_{以上各五分}　羌活_{一钱}　苍术_{四两，先煎汁入药}

㉜麻黄复煎散：白术　人参　生地黄　柴胡　防风_{以上各五分}　羌活　黄柏_{以上各一钱}　麻黄_{二钱，先煎}　黄芪_{二钱}　甘草_{三钱}　杏仁_{三个}

㉝拈痛汤：白术_{一钱五分}　人参　苦参　升麻　葛根　苍术_{以上各二钱}　防风　知母　泽泻　黄芩　猪苓　当归身_{以上各三钱}　炙甘草　黄芩　茵陈　羌活_{以上各五钱}　上为粗末，每服一两，水煎服。

㉞破血散疼汤：羌活　防风　中桂_{以上各一钱}　苏木_{一钱五分}　连翘　当归梢　柴胡_{以上各二钱}　水蛭_{三钱}　麝香_{少许}

㉟地龙汤：当归梢_{一分}　中桂　地龙_{以上各四分}　麻黄_{五分}　苏木_{六分}　独活　黄柏　甘草_{以上各一钱}　羌活_{二钱}　桃仁_{六个}

㊱升阳除湿汤：当归　独活以上各五分　蔓荆子七分
防风　炙甘草　升麻　藁本以上各一钱　柴胡　羌活　苍
术　黄芪以上各一钱五分

㊲清肺饮子：灯芯一分　通草二分　泽泻　瞿麦
琥珀以上各五分　扁蓄　木通以上各七分　车前子一钱　茯
苓二钱　猪苓三钱　上为粗末　每服五钱，水煎服。

㊳延胡丁香丸：羌活三钱　当归　茴香以上各二钱
延胡索　麻黄根节　肉桂以上各一钱　丁香　木香　甘草
川乌头以上各五分　防己三分　蝎十三个

㊴黄芪补胃汤：黄芪　柴胡　当归身　益智　橘
皮以上各三分　升麻六分　炙甘草二钱　红花少许

㊵升阳除湿汤：苍术一钱　柴胡　羌活　防风　升
麻　神曲　泽泻　猪苓以上各五分　炙甘草　陈皮　麦芽
面以上各三分

㊶人参益胃汤：黄芪　甘草　当归梢　益智以上各
二分　人参　黄芩　柴胡　半夏　白术以上各三分　陈皮
升麻以上各五分　苍术一钱五分　红花少许

㊷救苦化坚汤：黄芪一钱　人参三分　炙甘草五分
漏芦　升麻以上各一钱　葛根五分　连翘一钱　牡丹皮三分
当归身　生地黄　熟地黄以上各三分　白芍药三分　肉桂
二分　柴胡八分　黍粘子三分　羌活一钱　独活　防风以上
各五分　昆布二分　京三棱二分　广茂三分　益智仁二分
大麦芽面一钱　神曲末二分　黄连三分　黄柏三分　厚朴三
钱二分

㊸小黄丸：黄芩一两　半夏　白术以上各五钱　陈皮
青皮　黄芪以上各三钱　泽泻二钱　干姜一钱五分

㊹黄芩利膈丸：生黄芩　炒黄芩以上各一两　半夏
黄连　泽泻以上各五钱　南星　枳壳　陈皮以上各三钱　白
术二钱　白矾五分

㊺当归六黄汤：当归　生地黄　熟地黄　黄柏
黄芩　黄连以上各等分　黄芪加倍　上为粗末　每服五钱，
水煎服。

㊻清燥汤：黄芪一钱五分　橘皮　白术　泽泻以上各
五分　人参　白茯苓　升麻以上各三分　炙甘草　麦门冬
当归身　生地黄　神曲末　猪苓以上各二分　柴胡　酒黄
柏　黄连　苍术以上各一分　五味子九个　上为粗末，每
服五钱，水煎服。

㊼健步丸：防己一两　羌活　柴胡　滑石　炙甘草
瓜蒌根以上各五钱　泽泻　防风以上各三钱　苦参　川乌以
上各一钱　肉桂五分

㊽治血通经汤：芍药五分　升麻　葛根　人参　当
归身　炙甘草以上各一钱　酒黄柏　桂枝以上各二钱

㊾天麻黄芪汤：天麻　芍药　神曲　羌活　茯苓
以上各三分　人参　黄连以上各四分　当归五分　黄芪　甘
草　升麻　葛根　黄柏　苍术以上各六分　泽泻七分　柴
胡九分

㊿退热汤：黄芪一钱　柴胡七分　生甘草　黄连
黄芩　芍药　地骨皮　生地黄　苍术以上各五分　当归身
升麻以上各三分

51解表升麻汤：升麻　羌活　苍术以上各一钱　防
风八分　柴胡　甘草以上各七分　当归　藁本以上各五分
橘皮三分　冬加麻黄不去节　春加麻黄去节

(52)白术除湿汤：白术一两　生地黄　地骨皮　泽泻　知母以上各七钱　赤茯苓　人参　炙甘草　柴胡以上各五钱　上为粗末，每服五钱，水煎服。

(53)泻血汤：生地黄　熟地黄　蒲黄　丹参　当归　汉防己　柴胡　甘草梢　羌活以上各一两　桃仁三钱　上为粗末，每服五钱，水煎服。

(54)黄芪汤：黄芪二钱　人参一钱　炙甘草五分　加白芍药一钱尤妙

(55)厚肠丸：厚朴　青皮以上各二分　橘红　半夏　苍术　人参以上各三分　枳实　麦芽面　神曲末以上各五分

(56)大芜荑汤：防风　黄连以上各一分　黄柏　炙甘草　麻黄　羌活以上各二分　山栀仁　柴胡　茯苓以上各三分　当归四分　大芜荑　白术以上各五分

四、略论《医学发明》的成就

《医学发明》是李东垣的又一部重要著作，是罗谦甫为他刊行的。此书著作，是东垣从大梁返乡以后，“因悯世医背本趋末，舛错莫省，遂著是书，庶释其疑。”推算时间，当在《内外伤辨》写成之后。至于书名的由来，是纪念罗氏传授东垣的经学成就，认为“会众流而归源，实不外此编”，所以名之曰《医学发明》。这些经过，在明抄善本残存的四篇序中，均有所说明。但从其编著体裁来看，是东垣书中别具风格者。

东垣此书，确有其特点，都是围绕经文加以发挥的。每篇均以经文的论点为标题，并注明出处，如《针经》、《素问》、《难经》或仲景等。而后探本求源，加以论证，发挥经义（已有很多亡失），最后附以方药。这种写法，盖表示为医之道，不仅要在理论上加以辨明，更重要的，须从实践中给以验证。这种治学态度，是很严谨的，本书成就，亦是很多的，摘要叙述如下。

（一）

书中首先指出《医学之源》。认为，"人之生也，负阴而抱阳，冲气以为和"。应该善于摄生。如能"调停顺适，使二气和静，内外交养，无过不及，则病安从来？惟形与物接，心为形役，内为七情之所攻，外为六气之所贼，冲和既扰，何病不生?!"这种认识，是非常正确的，亦是具有积极意义的。《内经》上说："正气存内，邪不可干。"与其善为治病于后，莫如早为防范于先，所谓"预防为主"，这是祖国医学的一贯主张，亦是最大的成就。李氏是深识其义，并有所发挥者。

同时指出，上古三位圣人——伏羲、神农、轩辕的创造发明，养人之情性，养人之形，养生之理，"大抵不外乎阴阳之两端，取其平而已矣。盖以天地阴阳偏胜，则有旱干水溢之灾。人之阴阳偏胜，则有寒淫热淫之疾。"而为医者，读《内经》、《本草》，辨经络脏腑，以及诸家方论，取法于天地阴阳四时之变化，能够了然于心，施之于用者，亦在乎"有余者损之，不足者补之，治而平之，务得其中”而已。的确，这是医学之根本，所以李氏首先标而出之。

以下《十二经并胃气流注论》、《六部所主十二经脉之图》、《经脉流行逆顺》、《手足经上下同法》、《六经禁忌》、《辨伤寒只传足经不传手经》、《三焦统论》及《三焦论》等，都是围绕上述主题论证的，盖为下文分病论治打好一个基础。

（二）

用药，是治病的重要手段，又是临床上的一门基本功。徐之才的《十剂》，东垣是很欣赏的，亦是很有体会的。他结合亲身的实践，加以阐述。如“宣可去壅”，反复论证呕、吐、哕、窒塞等各种壅疾，说明生姜、橘皮之用；并引申“地道不通”，亦可以致壅疾，则治疗就不能限于橘皮生姜之属，另有各种相应的治法。

又如“通可去滞”，认为“与大黄气味同者，皆可泻血滞，岂止防己而已”，“凡与通草同者，茯苓、泽泻、灯草、猪苓、琥珀、瞿麦、车前子之类，皆可以渗泄，利其滞也”。这是引导人们对药物功用的认识，要能抓住重点，而又能触类旁通，引而伸之。更有意义的，从渗利药中，别出王善夫小便不通一案，用滋肾丸“寒因热用”方法，表明小便不通，并不专用渗利之药。而且阐发王冰“无阳者，阴无以生，无阴者，阳无以化”之旨，把用药经验，上升到理论，这是很值得重视的。

又如“补可去弱”，除详论补气补血，补气以生血之外，指出："以人参、甘草之类，治其已病，曷若救其未病，为拔本塞源之计"。对虚证采取了正确而又积极的态度，不是惟一依赖于补药。这种精神，直到今天，还有它的现实意义。

又如"泄可去闭"，固然用葶苈、大黄之属，可泻去胃实；但有闭塞在于经络皮毛肌肉间者，为身痛、头痛、臂痛等证，则又宜通其经络气血，不能滥用葶苈、大黄等药，"当详细而辨之也"。

又如"轻可去实"，一般固用麻黄、葛根之属，疏通荣卫气血，则表实可去。但饮食劳倦，表阳虚者，不能发汗。汗多者，小便多者，亦不能发汗，否则"必脱元气，七神无依，则必危困矣。"可惜！此文残缺不全，而内容是很生动，且富有启发意义的。

（三）

《医学发明》的重点内容，是脾胃肺肾肝诸论，是脏腑学说的阐发，亦充分反映了东垣学说的特点。如：

（1）东垣重视脾胃，在本书亦很明显，如系统阐述《饮食劳倦论》，这是发挥《素问·调经论》之旨，"邪之生也，或生于阴，或生于阳"。即明确指出，病有外感与内伤两大类。而内伤之病，是"饮食居处，阴阳喜怒"，耗损元气，伤及脾胃所致。"人以胃气为本"，元气不足，则脾气下流，下焦之气不化，阴火逆而上冲，便成为"饮食劳倦所伤，始为热中"之病（《脾胃论》），即临床上所常见的中气不足的病情。

全篇从脾胃气虚，补中益气，四时用药加减，以及甘寒除火热、甘热救寒中等，由起病到发展变化，从理论到临床治法，把东垣的内伤脾胃学说，高度概括而且典型化了，这是一篇好文章，可以说是概举其他诸书之长。但这种论述，从《内外伤辨》、《脾胃论》到《兰室秘藏》，都已反复阐明，东垣自己解释说："予所以谆谆如此者，盖亦欲人知所慎也"（《脾胃论》）。

同时，论述《膈咽不通四时用药法》，阐明《灵枢·邪气脏腑病形》篇："胃病者，腹䐜胀，胃脘当心而痛，上支两胁，膈咽不通，食饮不下。"和《素问·阴阳应象大论》："清气在下，则生飧泄，浊气在上，则生䐜胀"的论点。这是对脾胃所生，清浊升降乖常之病，又作了总的病理讨论。指出，这是"升降之气，上下不得交通"，所以发生噎塞痞膈等病。如其升降反常，清气不升而反下陷，则生飧泄；浊气不降而反上逆，则生䐜胀，便闭，为呕为吐为哕等证。这些病变，都是由于元气之虚，阴火乘其土位，或者"胃气弱而下陷于阴中，故米谷入而不得升，反降而为飧泄也"；或者是"气冲之火上逆，胃之脉反上而作者也"。这些病变，有一个总的治则，即"阳气不足，阴气有余，先补其阳，后泻其阴。是先令阳气升发于阳分，而后泻阴也"，并称之为"圣人治此之要法"。明了这种机理，则以后《卫气留于腹中蓄积不行》，《浊气在上则生䐜胀》，《太阴所至为蓄满》，《诸胀腹大皆属于热》，《诸呕吐酸皆属于热》，以及《七冲门》等篇，皆可以联系起来，一以贯之。

《膈咽不通四时用药法》列举四方，吴茱萸丸[①]，利膈丸②，消痞丸③和黄芪补中汤④，虽然分冬夏秋季之用，实际是验证"先补其阳，后泻其阴"的治疗方法。如吴茱萸丸，祛寒温中益气，所以补其阳者；消痞丸，苦泄和中消痞，所以泻其阴者。补阳以升清，泻阴以降浊，则上下之气交通，而膈上之寒可解，噎塞之证亦自通。此篇治法，与《脾胃论·随时加减用药法》中，堵塞咽喉噎塞之治略同，可以互参。

《卫气留于腹中积蓄不行》，这是气机郁结，升降不行之变。不通则痛，所以反映胸膈痞塞，胁肋虚满刺痛等证，《灵枢》治法，"其气积于胸中者，上取之；积于腹中者，下取之；上下皆满者，傍取之"，总之要用泻法。东垣发挥其义，指出，"气不交通，最为急证，不急去之，诸变生矣"。所以主用大剂理气之药。如调中顺气丸⑤和沉香导气散⑥，即是"上取"，"下取"之法。前者辛香苦温，顺行三焦之气；后者破气导滞，略参人参甘草白术诃子，补益涩纳，寓守于走，使成有制之师。而辛通苦泄，升降气机，二者的作用是共同的，力量亦是很大的。但是，这里有个问题，卫气积蓄，即是阳气郁结，阳气郁结者，易于化火伤阴，对于辛香苦温，破气导滞之药，应该有所节制，或者加以适当调剂，是为要着。

《浊气在上则生䐜胀》，是进一步阐发《素问·阴阳应象大论》之旨。指出，这是"风湿热三脉合而为病"。这里所讲的风湿热，是指饮食伤脾胃而生湿，阴火上冲，乘其土位为热，风木又挟阴火侮其脾胃，三者错杂为病。这是东垣的专门术语，在他的书中是常常这样行文的。《内经》称之为"阴阳反作，病之逆从也"。亦即清气下陷而不能上升，浊气上逆而不能下降，清浊反常，所以发生䐜胀。其症为膈咽不通，脘腹胀满，大便不行，临床上称之为"气胀"。治疗方法，升清阳，行气滞，温运中焦，化湿泄浊，即"通阳泄浊"方法。用木香顺气汤⑦和沉香交泰丸⑧。前方用意，东垣作了解释，如云："经云：留者行之，结者散之。以柴胡、升麻苦平，行少阳、阳明二经，发散清气，运行阳分为君。以生姜半夏草豆蔻仁益智仁辛甘大热，消散中寒为臣。厚朴、木香、苍术、青皮苦辛大温，通顺滞气。当归、人参、陈皮辛甘温，调和荣卫，滋养中气。浊气不降，以苦泄之，吴茱萸苦热，泄之者也。气之薄者，阳中之阴，茯苓甘平、泽泻咸平，气薄引导浊阴之气自天而下，故以为佐。气味相合，散之泄之，上之下之，使清浊之气，各安其位也。"这种用药，是适宜于寒湿胀满病情的。后方之药，是从木香顺气汤中，去君臣二组药和苍术人参，加用沉香枳术大黄。明显是为湿热胀满病情设法。合而观之，仍是补阳与泻阴的两个大法。此后《诸胀腹大皆属于热》，病分热胀与寒胀，其病理变化与治疗方法，在总的方面，仍不外此规律，可以比较分析。另在《兰室秘藏》有"中满腹胀门"，是重点篇章，可以参阅。

《太阴所至为蓄满》，是阐述《素问·六元正纪大论》之旨。因脾为湿土，"诸湿肿满，皆属于脾"，所以脾湿有余，便生中满腹胀。气不宣通，尚能内生积块，上逆喘气等证。这是属于脾胃之气虚弱，不能健运水谷，化生精微，反生湿浊，聚而不散，阻碍气机，升降乖常之病。东垣认为，"中满者，泻之于内。""宜以辛热散之，以苦泻之，淡渗利之，使上下分消其湿，正如开鬼门，洁净府，温衣缪刺其处，……气血平，阳布神清，此治之正也"（《兰室秘藏》）。篇中列举四方，木香塌气丸，是温中降气之剂；导滞通经汤，赤茯苓丸，是理气泄湿之剂。若病情气水夹杂者，亦可参合而用之。广茂溃坚汤，温中升阳，活血消坚。总之，都是围绕着上下分消其湿，通阳泄浊，恢复气机升降之常者。

另外，此前《下之则胀已》项下三方，沉香海金砂丸，续随子丸和海金砂散，治积聚脾湿肿胀，亦可与蓄满联系起来看。尽管三方在具体配伍上略有不同，实际都是导滞通经汤，赤茯苓丸的重一等者，即变泄湿而为逐水，同样可以运用于水肿或鼓胀之病。不过，只可"从权"一用，不可作为常规处理，但若用之得当，亦确有分理阴阳，升降气机之功。

《诸呕吐酸皆属于热》，是阐述《素问·至真要大论》之旨。谓胃中有热，火性炎上，所以为呕为吐酸，但这是一般而言。以杂病论之，有寒邪、痰饮客胃者，浊气不降，亦致呕而吐酸。治宜辛热，和胃降逆。方如藿香安胃散⑨，温中补虚，散寒降逆；加减二陈汤⑩温胃化饮，和中泄浊。

假如胃气失于顺降，浊气不能下泄，不是表现为上逆而呕，而是为大便难者，这是"幽门不通上冲，治在幽门，以辛润之"。方如通幽汤、润肠汤。《兰室秘藏》对此有较详细的记载，可以参阅。总之，以上诸篇，都是讨论脾胃之病的，"升降之气，上下不得交通"，以致清浊反常的变化。

（2）病在肺者，书中有三论，如《呕咳气喘》、《诸痿喘呕皆属于上》和《脾肺受寒痰嗽用药法》。第一篇是阐明《素问·脉解》之旨，论肾喘病情。列举三方，加减泻白散[⑪]、神秘汤[⑫]、加减三奇汤[⑬]。主治文云："阴气在下，阳气在上"；"水气逆行，上乘于肺"；"痰涎喘促，胸膈不利"等，真如《素问·逆调论》所谓："夫不得卧，卧则喘者，是水气之客也。……肾者水脏，……主卧与喘也"。因此，其用药方法，大都是以泻肺行水，配伍参味等纳气归肾之药；其中，惟神秘汤一方略偏于治标。

第二篇是阐明《素问·至真要大论》之旨，认为"诸痿喘呕，皆属于上"。而具体所见，有心火刑肺，传为肺痿者，有形寒饮冷伤肺，肺气不得宣畅者，即有热喘与寒喘两种病情。前者治以人参平肺散[⑭]，是甘寒养阴保肺方法；后者治以参苏温肺汤[⑮]，是甘温养阳温肺方法。但无论为寒为热，治疗均以人参冠其首，则其病不属于一般的表寒与肺热，而属于内伤者为多。

第三篇《脾肺受寒痰嗽用药法》，重点在于痰饮停留，饮寒射肺之证。所以半夏温肺汤、丁香半夏丸、紫苏饮子三方总的精神是一致的，即温肺化饮，下气止咳，仅在具体见证和用药配伍上，略有出入而已。以上三篇所论，分列三处，但实际并无严格的分界，可以汇通参阅，学习其辨证用药方法。

（3）病在肾者，书中有五篇，如《诸脉按之无力所生病证》、《损其肾者益其精》、《两肾有水火之异》、《面色白而不泽》以及《小便不利有气血之异》。第一篇内容，主要是论伤寒少阴病四逆，阴盛格阳，以及阴寒直中之证。所以主方是姜附汤（方中干姜用量，较《伤寒论》干姜附子汤还加重一倍），急救回阳，挽回阴阳离决之危。方后并引伸论及阴寒诸证治。至于沉香桂附丸之治寒疝腹痛、十全大补丸之治气血两虚而夹寒者，当是连类而及。

第二篇、第三篇的内容是相联的。论中指出："肾有两枚，右为命门相火，左为肾水，同质而异事也"。损其肾者，当分别肾阴肾阳而治之。如无阴则阳无以化者，当以味补其真阴，而泻其火邪；若相火阳精不足者，宜用辛温之剂。因此，篇中有地黄丸、三才封髓丹，是补其阴者；八味丸、离珠丹，是补其阳者。特别是还少丹的温润补肾，煦濡水火；水芝丸的甘平扶中，健胃补脾，使精生于谷，谷以养神。抓住了脾肾两大端，实为虚损的图本之治。这里须加注意的，即东垣的相火论，言其常，是命门之火，是阳精；言其变，是肾水不足而导致的火邪。但没有提及"阴火"名词，这与《内外伤辨》、《脾胃论》等论述是不同的。可以了解，东垣别有其相火论。

第四篇论津液气血精神之虚脱。但虚损之病，尽管可以分为各个方面，而最后都归本于肾。《素问·上古天真论》云："肾者主水，受五脏六腑之精而藏之"。

因此，诸虚之治，还宜补肾为要。篇中巴戟丸[16]，即是温肾化气，补气摄精之剂，这于肾气丸、还少丹之间，又突出补精涩精之用者。双和散补益血气，与十全大补丸略同，但较灵活而更简要。至于附子温中丸[17]，温肾以煖土，是属于脾肾阴寒内盛，损伤阳气之药，不是为补虚的常法。从此可知，东垣虽以内伤脾胃擅长，但对于虚损至肾，仍然主张补其肾阴肾阳，甚至几乎有补脾不如补肾的意味。而论点的中心，在于命门相火与肾水"同质而异事也"。关于这一点，往往为人们所忽略，特为指出。

最后是小便闭而不利，一般责之于肾气合而不能开，所谓关格之变。东垣别有创见，分气血肺肾而辨治之。邪热在血分者，治以滋肾丸；邪热在气分者，治以清肺饮子。在《兰室秘藏》中，有更详细的论述，可以参阅。以上各篇，就是病在于肾的证治分析。

（4）病在肝者，有《滑脉生癫疝》，是验证《素问·四时刺逆从论》之旨。列举四方，丁香楝实丸，天台乌药散，茴香楝实丸，川苦楝散。用药或多或少，配伍寒热错杂，当然适应的病情亦有气血虚实的差异，但总的治则仍是一致的，在丁香楝实丸、川苦楝散二个方论中讲解很清楚，如云：疝气属于风，皆由久积寒邪入于小肠之间，病虽因虚而得，但须先祛其邪，然后补之云云，对临床是有指导意义的。如寒疝痛甚，此后沉香桂附丸、天真丹等，亦是良法。

（四）

脚气、中风，是临床上的大病，有时突然发作，并表现为急症，如其处理不能及时，在片刻之间，即有生命危险。二病在书中均有所论及。如论脚气，认为"脚气之疾，实水湿之所为也。盖湿之害人，皮肉筋脉，而属于下。"并分外感清湿作寒治，内伤酒酪作湿热治。而归结为元气不充，脾胃气弱，则清湿袭虚，饮食之湿，流下而致。治疗方法，明确"脚气是为壅疾，治以宣通之剂，使气不能成壅也。壅既成而盛者，砭恶血而去其肿势，后以药治之"，这是非常恰当而且有效的。但内容较少，如脚气冲心、冲肺、冲胃等危重证候，都没有详细讨论，明显有遗漏，待考证。

篇中列举六方，如当归拈痛汤、羌活导滞汤，是治脚气初发，湿热滞于经络，疏通络脉气血者，但二方尚有先后应用之异。开结导引丸、除湿丹、枳实大黄汤，是泄湿于下，开通壅滞，折其上逆之势者；但三方亦有用药轻重之别。导气除湿汤为淋渫法，是升阳祛湿，使其从内外达，泄越其邪者。

李氏有名的中风论，即出于本书，是有独到见解的，如云："中风者，非外来风邪，乃本气病也。凡人年逾四旬，气衰之际，或忧喜忿怒，伤其气者，多有此病；壮岁之时，无有也。若肥盛则间有之，亦形盛气衰如此"。这种认识，在中风病的学术发展史上，是个独创。从其影响来看，既为张景岳的"非风"学说开了先河，亦为尔后病分阴阳闭脱者，作了开端。这是有其历史价值的。

中风病情,"轻重有三,中血脉则口眼㖞斜;亦有贼风袭虚伤之者也。中腑则肢废。中脏则性命危急"。这是源于《金匮要略》的中风病以经络脏腑分类者。至于治法,主张"和脏腑,通经络,便是治风"。然三等病情,治各不同。"如中血脉,外有六经之形证,则从小续命汤[18]加减及疏风汤[19]治之。中腑内有便溺之阻隔,宜三化汤[20],或《局方》中麻仁丸通利。外无六经之形证,内无便溺之阻隔,宜养血通气,大秦艽汤[21]、羌活愈风汤[22]治之。中脏痰涎昏冒,宜至宝丹之类镇坠"。这种治法,有其实践意义,而且是有所发展的。虽然主张气虚立论,但并不完全排除外风之治,主张用小续命汤,这是具有实事求是精神的。

(五)

书中尚有伤科,外科的内容,如《中风同堕坠论》和《汗之则疮已》,这是阐明《灵枢·贼风》篇和《素问·五常政大论》之旨。在坠伤和打仆损伤列举5方,如复元活血汤[23]、乳香神应散、当归导滞散、紫金丹和圣灵丹等。并于复元活血汤后,自加方论,其内容,既是本方用药的解释,亦指出了伤科治疗的大法。其余4方,尽管在用药上有多寡出入,而配伍调剂,可以比类分析。

外科疮疡,这里仅就痈疽之宜于发汗消散者而言。但痈疽而营卫周身元气消弱者,治当消法与托法结合运用,这是东垣的特长。在《兰室秘藏》中有很多发挥。本篇举出内托(托里)荣卫汤[24]一方,用药是补中益气与消散活血的结合,益气发汗,通其荣卫,确能起到邪去肿消的作用,亦是内托法中具有代表性的方剂。

(六)

此外,如《病分昼夜气血衰旺论》、《身热有五不同论》,这是东垣的临证经验,尤其后一篇,对发热的诊断,从以手扪摸三法,到五脏分别病情,以至分证论治,提纲挈领,颇有实用价值。

至如《病有逆从治有反正论》,对通因通用,寒因热用,热因寒用,塞因塞用,4个反治法则,同少阳、少阴、太阳、太阴四经联系起来,又是病理,又是治法,成为一种证治公式,是别有见解的。但是否符于经意,能否推广应用,可以再讨论。又如《五邪相干》,是阐明《难经·五十难》之旨。这个内容,在东垣其他书中,时有散在的应用,而这里是一篇较全面的资料,亦是别具特色的辨证论治方法,但如何实地应用,尚可商讨。又如《淹疾疟病》,亦是分证论治方法,但"淹疾疟病",具体所指是什么,尚不完全清楚,只能存而不论。

书中尚有一个问题,即《下之则胀已》之下的沉香海金砂丸、海金砂散,在《卫生宝鉴·诸湿中满》门录此方时,注云:"已上二方,系太医刘仲安传",而不云其师东垣。《诸脉按之无力所生病证》门下的沉香桂附丸,在《卫生宝鉴·疝气治验》录此方时,云"癸丑岁奉诏至六盘山上命治火儿赤纽邻,……遂制此方"。如此则此方又为罗氏所制。又《损其肾者益其精》门之下的水芝丸,《卫生宝鉴·淋痛治验》引此方时,云"此方得之于高丽国王"。像这样的问题,如何理解，惟一可以解释的，即东垣之书，是有很多窜乱的。

总之，《医学发明》一书，是确实有所发明的，它处处围绕着经文的论点，结合临床实践，有理论，有方药，充分发挥东垣学说的成就，而且切合临床实用，这是东垣书中别具一格的著作，值得很好研究。

附方

①吴茱萸丸：见《〈兰室秘藏〉是东垣学术成就之集大成》附方㉓

②利膈丸：木香七钱　槟榔七钱半　厚朴二两　人参藿香叶　当归　炙甘草　枳实炒，各一两　大黄二两

③消痞丸：见《〈兰室秘藏〉是东垣学术成就之集大成》附方⑦

④黄芪补中汤：黄芪一钱　人参八分　炙甘草　白术　苍术　橘皮各半两　泽泻　猪苓　茯苓各三分

⑤调中顺气丸：木香　白豆蔻仁　青皮　陈皮京三棱炮，各一两　大腹子　半夏各二两　缩砂仁　槟榔沉香各半两

⑥沉香导气散：沉香　槟榔各二钱半　人参　诃子肉　大腹皮炒，各半两　乌药　麦芽炒　白术　神曲炒厚朴　紫苏叶各一两　香附炒，一两半　姜黄　橘红皮炙甘草各四两　京三棱炮　广茂炮　益智仁各二两

⑦木香顺气汤：木香三分　厚朴四分　青皮　陈皮益智仁　白茯苓　泽泻　干生姜　半夏　吴茱萸各二分当归　人参各五分　升麻　柴胡各一分　草豆蔻三分　苍术三分

⑧沉香交泰丸：沉香　白术　陈皮各三钱　枳实　吴茱萸　白茯苓　泽泻　当归　木香　青皮各二钱　大黄一两　厚朴半两

⑨藿香安胃散：藿香　人参　丁香各二钱半　橘皮半两　上为细末，每服二钱，生姜三片，水煎服。

⑩加减二陈汤：丁香一两　半夏　橘红各五两　茯苓三两　炙甘草一两半　上为粗末，每服四钱，生姜七片，乌梅一个，煎服。治痞疾，加草豆蔻一两半

⑪加减泻白散：桑白皮一两　地骨皮七钱　甘草　陈皮　青皮　五味子　人参各半两　白茯苓三钱　上为粗散，每服四钱，入粳米数十粒，水煎服。

⑫神秘汤：橘皮　生姜　紫苏叶　人参　桑白皮各半两　木香　白茯苓各三钱

⑬加减三奇汤：桔梗半两　半夏七钱　陈皮　甘草　青皮　人参各半两　杏仁三钱　五味子四钱　加紫苏叶　桑白皮各半两　上为粗末，每服四钱，生姜三片，水煎服。

⑭人参平肺散：桑白皮一两　知母七钱　炙甘草　地骨皮各半两　五味子三百个　茯苓　青皮　人参各四钱　陈皮半两　天门冬四钱　如热甚　加黄芩四钱　紫苏叶　半夏各半两

⑮参苏温肺汤：人参　紫苏叶　甘草各半两　肉桂　五味子　木香各四钱　陈皮　白术各六钱　半夏　白茯苓各半两　桑白皮一两　上为粗末，每服半两，生姜三片，水煎服。如冬寒，每服加不去节麻黄五分，先煎去沫。

⑯巴戟丸：五味子　巴戟　肉苁蓉　人参　菟丝

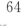

子　熟地黄　覆盆子　白术　益智仁炒　骨碎补　白龙骨　茴香　牡蛎各等分

⑰附子温中丸：附子　干姜　白术各一两　肉桂　炙甘草各半两　良姜七钱

⑱小续命汤：麻黄　人参　黄芩　芍药　炙甘草　川芎　杏仁　防己　官桂各一两　防风一两半　附子炮，半两

⑲疏风汤：麻黄去节，三两　益智仁　杏仁各一两　炙甘草　升麻各五两　上为粗末，每服一两，水煎服。

⑳三化汤：厚朴　大黄　枳实　羌活各等分　上为粗末，每服三两，水煎服。

㉑大秦艽汤：秦艽　石膏各二两　甘草　川芎　当归　羌活　独活　防风　黄芩　白芍药　白芷　白术　生地黄　熟地黄　白茯苓各一两　细辛半两　上为粗末，每服一两，水煎服。

㉒羌活愈风汤：羌活　炙甘草　防风　黄芪　蔓荆子　川芎　细辛　枳壳　人参　地骨皮　麻黄　知母　甘菊　薄荷　枸杞　当归　独活　白芷　杜仲　秦艽　柴胡　半夏　厚朴　熟地黄　防己以上各二两　芍药　黄芩　白茯苓各三两　石膏　生地黄　苍术各四两　官桂一两　前胡二两　上为粗末，每服一两，水煎服。

㉓复元活血汤：柴胡半两　瓜蒌根　当归各三钱　红花　甘草　川山甲炮，各二钱　大黄一两　桃仁五十个　上为粗末，每服一两，水酒煎服。

㉔内托荣卫汤：黄芪半两　柴胡　连翘各二钱　羌活　防风　当归身　生黄芩各钱半　炙甘草　人参各一钱

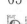
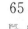

苍术三钱　红花　桂枝各半两　水酒煎服。

五、《用药法象》校读记

　　《用药法象》一书（无单行本传世），后人都说是李东垣的著作，如《本草纲目·序例》云：《用药法象》，"元真定名医李杲所著"。是"祖洁古珍珠囊，增以用药凡例，诸经向导，纲要、活法，著为此书。"考之王好古的《汤液本草》，在卷上列有"东垣先生药类法象"、"东垣先生用药心法"两个部分，具有上述内容。罗天益的《东垣试效方》，在卷第一的《药象门》，亦把《汤液本草》记载的部分内容，并列药77种，均属之东垣。从此可见，李时珍之言是有依据的。这次校注东垣诸书，把《用药法象》亦与张洁古的《医学启源》校对了一下。发现《汤液本草》标明东垣的内容，共有26个标题，但绝大部分是洁古之说。部分散见于《医学启源》的上、中卷，大都是在下卷的《用药备旨》项下。《汤液本草》中的"药类法象"，和《东垣试效方》所列的77种药品，亦几乎是《医学启源》"药类法象"内容的部分摘录。既然如此，为什么不冠以洁古之名，而称之为东垣书呢？是否因为王好古、罗天益等亲自受之于其老师李东垣，即归功于他，还是有别的原因，一时无从考证。但李东垣是很认真的，对其老师张洁古的成就，并不掠美，从兰泉老人张吉甫序《医学启源》，就可以看出。序中说："先生张元素，……暇日辑集《素问》五运六气，《内经》治要、《本草》药性，名曰《医学启源》，以教门生。……真定李明之，门下高弟也，请余为序，故书之"。足见李氏是把这些内容归功于张洁古的，并没有讲自己有此著作。

核对其中资料，如"气味厚薄寒热阴阳升降之图，《汤液本草》与《医学启源》相同，而《东垣试效方》已推演为"药象阴阳补泻之图"，内容自一日十二时至四时五脏阴阳补泻用药都罗列了，比较丰富。但"药类法象"的整个内容，《医学启源》之文，较《汤液本草》和《东垣试效方》，大为充实。而《汤液本草》又将《医学启源》该部分内容，另作"象云"小标题，移入中、下卷各药之下。其余如"用药凡例"、"诸经问导"、"治法纲要"等，内容亦不及《医学启源》为多。而且在这些内容上，《汤液本草》又增列了小标题。如此著作，其实应为《医学启源》的摘录，即使东垣、好古、天益等略有一些补充，或者是王、罗二君亲受之于东垣，亦应讲一点资料来源，学说渊源，才显得著作的严谨性。但这里全无交代，径直就称为东垣著作，冠以大名，这种做法，是可商榷的。《李濂医史·张元素传》云："元素以古方新病，不能相值，治疾一切不以方，故其书不传，……其学则东垣李杲深得之。"或亦有鉴于斯欤。

六、重订东垣"四时、随病用药加减法"

【引言】

李东垣的处方用药，有其理论渊源，并有独创性见解。如强调《君臣佐使法》、《分经随病制方》、《用药宜禁论》等，首先揭其大纲。而他的基本方，如补中益气汤、清暑益气汤、安神丸等许多方论，又结合自己的临床实践，把理论加以具体化。不仅如此，并列《四时用药加减法》、《随时为病随病制方》等诸篇，更能反映他的用药加减，富有实践经验。如能全面了解，的确可以看到，他在处方用药上的"君臣佐使，相制相宜，条理井然"（《四库全书总目》），而加减法度，亦是有一定规律可寻的。

但由于东垣诸书，窜乱较多，在用药加减方法，各书各篇之间，时有重复和差异，虽然由于分列诸方之后，似乎各有重点，但如汇通参观，则更能看到全面，得其要领。这里把各篇材料，考正重订一下，作为一篇综合性的资料，则既能突出东垣用药的规律，而且便于临床学习和运用，作为整理东垣学说的一个部分，似有实用意义。

这里取材，以《内外伤辨》的《四时用药加减法》[代号为（1）]，《脾胃论》的《分经随病制方》[代号为（2）]，补中益气汤后的加减法[代号为（3）]，《脾胃虚弱随时为病随病制方》[代号为（4）]，清暑益气汤后的变证加减法［代号为（5）］，《随时加减用药法》［代号为（6）］，以及《医学发明》的《四时用药加减法》［代号为（7）］等篇为主，分类叙述，去其重复，正其差异，择其文义之较完整者，合为一篇。至于东垣书中，尚有其他方剂的加减用药，没有一一列入，是因为其体例和病种各有不同，亦避免过于繁杂，反而不易找出它的头绪。

又，《汤液本草》中"东垣先生药类法象"、"东垣先生用药心法"两篇，与此亦有联系。《本草纲目》"李东垣随证用药凡例"，亦经过一番整理。在重订此文时，遇有疑问，亦曾作为参考旁证。

【原文】

〇脾胃虚者，缘饮食劳倦，心火亢甚，而乘其土也。其次肺气受邪，为热所伤。必须用黄芪最多，甘草次之，人参又次之。三者皆甘温之阳药也。脾胃一虚，肺气先绝，故用黄芪之甘温，以益皮毛之气而闭腠理，不令自汗而损其元气也。上喘气短懒语，须用人参以补之。心火乘脾，须用炙甘草以泻火热，而补脾胃中元气。甘草最少，恐资满也；若脾胃之急痛，并脾胃大虚，腹中急缩，腹皮急缩者，却宜多用之。《经》云："急者缓之"……。（5）（7）

〇脾胃不足之证，须少用升麻，乃足阳明、太阴引经之药也，使行阳道，自脾胃中右迁①。少阳行春令，生化万物之根蒂也，更少加柴胡，使诸经右迁②，升发阴阳之气，以滋春之和气也。（5）

〇脾胃既虚，不能升浮，为阴火伤其升发之气，荣血大亏。荣气伏于地中③，阴火炽盛，日渐煎熬，血气亏少。且心包与心主血，血减则心无所养，致使心乱而烦。……更加当归和血，又宜少加黄柏以救肾水，盖甘寒泻热火，火减则心气得平而安也。（5）

○如烦乱犹不能止，少加黄连以去之。或加生地黄，将补肾水，使肾水旺而心火自降，扶持地中阳气矣。（5）（1）

○燥热作，蒸蒸而热者，肾间伏火上腾也。加黄柏、生地黄各三分。（7）

○如腹中气上逆者，是冲脉逆也，加黄柏三分、黄连二分以泄之。（6）（7）

○如气浮心乱，则以朱砂安神丸镇固之，得烦减，勿再服，以防阳气之反陷也。（5）

○如少气不足以息者，服正药（指补中益气汤等）二三服；气犹短促者，为膈上及表间有寒所遏，当引阳气上伸则愈。多加羌活、独活，藁本最少，升麻多，柴胡次之，黄芪加倍。（6）（7）

○如发热，或扪之④而肌表热者，此表证也⑤。只服补中益气汤一二服，得微汗则已。非正发汗，乃阴阳气和，自然汗出也。（1）（6）

○清气在阴者，乃人之脾胃气衰，不能升发阳气，故用升麻、柴胡助辛甘之味，以引元气之升，不令飧泄也。（6）

○浊气在阳，乱于胸中，则膜满闭塞，大便不通。夏月宜少加酒洗黄柏，大苦寒之味；冬月宜加吴茱萸，大辛苦热之药以从权，乃随时用药，以泄浊气之下降

也。借用大寒之气于甘味中，故曰甘寒泻热火也；亦须用发散寒气，辛温之剂多，黄柏少也。（6）

〇如气短，精神如梦寐之间，困乏无力，加五味子九个^⑥。（4）

〇如精神短少，加人参五分、五味子二十个。（1）

〇如口干嗌干者，加葛根^⑦五分。升引胃气上行以润之。（1）

〇如食少不饥，加炒曲。（6）

〇湿热大胜，主食不消，故食减，不知谷味，则加炒曲以消之。（7）

〇如哕，加五味子多，益智少。（6）

〇如多唾，或唾白沫者，胃口上停寒也，加益智仁。（6）（7）

×××

〇如冬月，加益智仁、草豆蔻仁以上各五分。（1）

〇如夏月，少加黄芩、黄连以上各五分。（1）

〇长夏湿土，客邪大旺，加苍术、白术、泽泻，上下分消其湿热之气也。（5）（7）

〇如秋月，气涩滞，食不下，加槟榔、草豆蔻、缩砂仁，或少加白豆蔻。（1）（6）

〇如三春之月，食不下，亦用青皮少，陈皮多，更加风药以退其寒覆其上。（6）

〇如春初犹寒，少加辛热之剂，以补春气之不足，为风药之佐，益智、草豆蔻皆可也。（1）（6）

×××

〇如夏月咳嗽者，加五味子二十五个、麦门冬去心五

分。(1)

〇如舌上白滑胎者，是胸中有寒，勿用之。(3)

〇如夏月不嗽，亦加人参三分或二分，并五味子、麦门冬各等分，救肺受火邪也。(3)

〇如冬月咳嗽，加不去根节麻黄五分[⑧]。或春寒，或秋凉时亦加。(1)(3)

〇如春月天温，只加佛耳草、款冬花以上各五分。(1)

〇若久病咳嗽，肺中伏火，去人参，以防痰嗽增益耳。然调和阴阳血气之际，甘温为必用之药。(1)(7)

〇如肺胀，膨膨而喘咳，胸高气满，壅盛而上奔者，多加五味子，人参次之，麦门冬又次之，黄连少许。(2)

〇如甚则交两手而瞀者，真气大虚也。若气短，加黄芪、五味子、人参。气盛，加五味子、人参、黄芩、荆芥穗；冬月，去荆芥穗，加草豆蔻仁。(2)

×××

〇脉洪大，兼见热证，少加黄芩、黄连、生地黄、甘草。(7)

〇脉缓，显沉困，怠惰无力者，湿胜也。加苍术、白术、泽泻、茯苓、人参、五味子以上各五分。(1)(7)

〇如脉弦者，见风动之证，以风药通之[⑨]。(6)

〇如脉涩，觉气涩滞者，加当归身、天门冬、木香、青皮、陈皮；觉有寒者，加桂枝、黄芪。(6)(7)

×××

○头痛，加蔓荆子三分；如痛甚，加川芎五分。（1）（3）

○如顶痛脑痛，加藁本五分；如苦头痛者，加细辛三分。

诸头痛者，并用此四味足矣。（1）（3）

○如头上有热，则此不能治，别以清空膏⑩主之。（3）

○如头痛有痰，沉重懒倦者，乃太阴痰厥头痛，加半夏五分、生姜三分。（1）

○如头痛，目中溜火，加黄连二分或三分、川芎三分。（4）

○如头痛，目不清利，上壅上热⑪，加蔓荆子、川芎以上各三分，藁本、生地黄以上各二分，细辛一分。（4）

×××

○如胸中气滞，加青皮二分；如气促少气者，去之。（3）

○如气涩者，只以甘药补气，当安卧不语，以养其气。（2）

○如胸中满闷郁郁然，加橘红、青皮、木香少许。（6）

○食不下，乃胸中胃上有寒，或气涩滞，加青皮、木香以上各三分，陈皮五分。此三味为定法。（1）

○如胸中气滞，加青皮，并去白橘皮倍之，去其邪气。此病本元气不足，惟当补元气，不当泻之。（4）

○如胸中窒塞，或气闭闷乱者，肺气涩滞而不行，宜破滞气，青皮、陈皮，更少加木香、槟榔。（6）

○如气滞大甚，或补药太过，或病人心下有忧滞郁结之事，更加木香、砂仁_{以上各二分或三分}，白豆蔻二分，与正药同煎。(4)

×××

○如心下痞闷，加黄连。(4)

○能食而心下痞，加黄连_{五分}、枳实⑫_{三分}。(1)

○如不能食而心下痞，勿加黄连；加生姜、陈皮_{以上各一钱}。(3)(1)

○如食已而心下痞，别服橘皮枳术丸。(6)

○心下痞，夯闷者，加白芍药、黄连_{以上各一钱}。(1)(6)

○心下痞，觉中寒者，加附子、黄连_{以上各一钱}。(1)(6)

○如心下痞，呕逆者，加黄连、生姜、橘皮。(6)

○如冬月，不加黄连，少入丁香、藿香叶。(6)

○如痞、腹胀，加枳实、木香、缩砂仁_{以上各三分}，厚朴_{七分}⑬。如天寒，少加干姜或中桂_{桂心也}。(1)

○脉缓，有痰而痞，加半夏、黄连_{以上各一钱}。(1)

○如脉弦，四肢满闷，便难而心下痞，加黄连_{五分}、柴胡_{七分}、甘草_{三分}。(1)(7)

○如大便秘燥，心下痞，加黄连、桃仁，少加大黄、当归身。(6)

×××

○如胃脘当心而痛，减大寒药，加草豆蔻仁_{五分}。(4)

○如胃脘当心而痛，气欲绝者，胃虚之极也，俗

言心痛。以草豆蔻丸⑭主之。(7)

×××

○如胁下痛，或胁下缩急，俱加柴胡三分，甚则五分，甘草三分。(1)

×××

○如腹中痛者，加白芍药五分、甘草三分。如恶寒，觉冷痛，加中桂五分。(1)(3)

○如恶热喜寒而腹痛者，于已加白芍二味中，更加生黄芩二分或三分。(3)

○如夏月腹痛，而不恶热者，亦然，治时热也。(3)

○如天凉时，恶热而痛，于已加白芍药、甘草、黄芩中，更少加桂。(3)

○如天寒时腹痛，去芍药，味酸而寒故也。加益智仁三分或二分，或加半夏五分、生姜三片⑮。(3)

○如腹中痛，恶寒而脉弦者，是木来克土也，小建中汤主之；盖芍药味酸，于土中泻木为君。如脉沉细、腹中痛，是水来侮土，以理中汤主之；干姜辛热，于土中泻水，以为主也。如脉缓，体重节痛，腹胀自利，米谷不化，是湿胜，以平胃散主之；苍术苦辛温，泻湿为主也。(3)

○如脐下痛者，加真熟地黄五分，其痛立止；如不已者，乃大寒也，其寒从传变中来，更加肉桂去皮，二分或三分。《内经》所说，少腹痛皆寒证，从复法相报⑯中来也。《经》云：大胜必大复，从热病中变而作也，非伤寒厥阴之证也。仲景以抵当汤并丸主之，乃血结下焦膀胱也。

（3）（7）

○如腹中或周身间有刺痛，皆血涩不足，加当归身。（1）（6）

×××

○如身有疼痛者，湿；若身重者，亦湿。加去桂五苓散⑰一钱。（3）

○如风湿相搏，一身尽痛，加羌活、防风、藁本根_{以上各五分}、升麻、苍术⑱_{以上各一钱}。勿用五苓。所以然者，为风药已能胜湿，故别作一服与之；如病去，勿再服，以诸风之药，损人元气而益其病故也。（3）

○肩背痛，汗出，小便数而欠者，风热乘其肺，使肺气郁甚也，当泻风热则愈。通气防风汤⑲主之。（1）（2）

○如肩背痛，不可回顾者，此手太阳气郁而不行，以风药散之。（1）（2）

○如脊痛项强，腰似折，项似拔，上冲头痛者，乃足太阳经之不行也，以羌活胜湿汤⑳主之。（2）（1）

○如身重，腰沉沉然，乃经中有湿热也。更加黄柏_{一钱}、附子_{半钱}、苍术㉑_{二钱}。（2）

○如腿脚沉重无力者，加酒洗汉防己_{半钱}，轻则附子，重则川乌头少许，以为引用而行血㉒也。（2）

○如脚膝痿软，行步无力、或疼痛，乃肾肝中伏湿热，少加黄柏_{五分}，空心服之；不已，更加汉防己_{五分}则愈，使脚膝中气力涌出矣。（1）（7）

×××

○如小便遗失者，肺气虚也，宜安卧养气，禁劳

役。以黄芪人参之类补之；不愈，当责有热，加黄柏、生地黄。(2)(1)

○如卧而多惊，小便淋溲者，邪在少阳、厥阴、亦用太阳经药（指羌活胜湿汤），更加柴胡半钱。如淋，加泽泻半钱。此下焦风寒二经㉒合病也。经云：肾肝之病同一治，为俱在下焦，非风药行经不可也㉓。(2)(1)

○如食少而小便少者，津液不足也，勿利之，益气补胃自行矣。(《君臣佐使法》)

×××

○如大便秘涩，加当归梢一钱㉕。(3)(6)

○如闭塞不行者，煎成正药，先用清者一口，调玄明粉五分或一钱。得行则止。此病不宜下，下之恐变凶证也。(1)(3)

○如大便后有白脓，或只便白脓者，因劳役气虚，伤大肠也。以黄芪人参汤㉖补之。如里急频见者，血虚也，更加当归。(2)

○如便白脓少有滑，频见污衣者，气脱，加附子皮；甚则加米壳。(2)

○如大便涩滞，隔一二日不见者，致食少，食不下，血少，血中有伏火而不得润也。加当归身、生地黄、麻子仁泥以上各五分，桃仁三枚，汤泡去皮尖，另研。(4)

○如大便通行，所加之物勿再服。(4)

○如大便又不快利，勿用别药，少加大黄煨五分。(4)

○如不利者，非血结血秘而不通也，是热则生风，其病人必显风证，单血药不可复加之，止常服黄芪人

参汤药，只用羌活、防风以上各五钱二味，㕮咀，以水四盏，煎至一盏，去柤，空心服，其大便必大走也，一服便止。(4)

×　×　×

○如嗌痛颔肿，脉洪大，面赤者，加黄芩、桔梗、甘草各五分。(1)(2)

○如耳鸣目黄，颊颔肿，颈肩臑肘臂外后廉痛，面赤，脉洪大者，以羌活一钱、防风、藁本以上各七分、甘草五分、通其经血；加黄芩、黄连以上各三分消其肿；以人参五分、黄芪七分益其元气，而泻其火邪。另作一服与之。(1)(2)

○如脉紧者，寒也。或面白善嚏，或面色恶者，皆寒也。亦加羌活等四味，当泻足太阳。不用芩、连；少加附子以通其脉。面色恶，多悲恐者，更加桂、附。(2)(7)

×　×　×

○夫脾胃之证，始则热中，终则寒中。阴盛生内寒，厥气上逆，寒气积于胸中，是肾水反来侮土，此谓所胜者妄行也。作中满腹胀，作涎，作清涕，或多溺，足下痛，不能任身履地，骨乏无力，喜睡。两丸多冷，时作阴阴而痛。或妄见鬼状，梦亡人。腰、背、胛、眼、腰脊皆痛。而不渴不泻，不渴不泻，则温气去，寒独留，寒独留则血凝泣、血凝泣则脉不通，故其脉盛大以涩，曰寒中。当以白术附子汤②主之。(7)

【附注】

①右迁：即上升。盖源于《素问·五运行大论》

"上者右行，下者左行"之义。

②更少加柴胡，使诸经右迁：意谓柴胡能引少阳之气上升，少阳之气上升，则诸经之气亦随之而升发，所以说"使诸经右迁"。亦即《素问·六节藏象论》"凡十一藏，取决于胆"之意。

③荣气伏于地中：即"荣气下流"之意。

④扪之：《医学发明·身热有五不同论》云："夫五藏有邪，各有身热，其状各异，以手扪摸有三法：以轻手扪之则热，重按之则不热，是热在皮毛血脉也。重按之至筋骨之分则热，蒸手极甚，轻手则不热，是邪在筋骨之间也。轻手扪之不热，重手加力以按之不热，不轻不重按之而热，是在筋骨之上，皮毛血脉之下，乃热在肌肉也。"这就是李东垣的扪摸身热方法。

⑤此表证也：这里的"表证"有二义，一，即上文扪之肌表热，为热在皮毛血脉也，是五脏之邪；二，是指劳役所伤，三二日间有微似太阳表证者，但并非外伤风寒有余之表证，不能误解。

⑥加五味子九个：原方为黄芪人参汤，方中已有五味子九个，再加九个，共十八个。这是加重生脉散之用，助元气而清金保肺，为夏月暑伤元气，肺金为热所乘而设者。

⑦葛根：此前《脾胃论·随时加减用药法》尚有"五味子"一味。

⑧不去根节麻黄：《脾胃论》补中益气汤后加减法作"去根节麻黄"，《医学发明·四时用药加减法》作"不去节麻黄"，似以后者为是。

⑨以风药通之：谓用风药通肝气而散风邪。

⑩清空膏：《兰室秘藏》方。治偏正头痛，年深不愈者。善疗风湿热头痛，上壅损目，及脑痛不止。川芎五钱　柴胡七钱　黄连　防风　羌活以上各一两　炙甘草一两五钱　黄芩三两，一半酒制，一半炒　为细末，每服二钱匕，于盏内入茶少许，汤调如膏，抹在口内，少用白汤送下，临卧。

⑪上壅上热：谓阴火上冲而头目觉热。所以药用升阳散火，兼以甘寒泻热。

⑫枳实：《脾胃论》补中益气汤加减法无。

⑬加枳实、木香、缩砂仁、厚朴：《脾胃论·随时加减用药法》作"加五味子、白芍药、缩砂仁"，义似不及《内外伤辨》为长。

⑭草豆蔻丸：《脾胃论》方。治脾胃虚寒，脘腹疼痛。草豆蔻　吴茱萸　益智仁　姜黄　白僵蚕　黄芪　人参　生甘草　熟甘草　柴胡　陈皮　半夏　青皮　当归身　神曲　麦芽面　桃仁　泽泻

⑮加益智仁，或加半夏、生姜：《脾胃论·随时加减用药法》作"加半夏，或益智，或草豆蔻之类。"

⑯复法相报：谓六气的胜复报应，详见《素问》运气学说。在此，意谓寒证是由热中传变而来。因为内伤脾胃之病，是始为热中，但气虚发展为阳虚，或者用苦寒药过剂伤阳，便为寒气报复，变成末传寒中之病了。

⑰加去桂五苓散：《医学发明·四时用药加减法》作"以五苓散主之。"

⑱加羌活、防风、藁本根、升麻、苍术：《内外伤辨》作"以除风湿羌活汤主之。"其方较此多"柴胡"一味。

⑲通气防风汤：《内外伤辨》方。防风　羌活　陈皮　人参　甘草_{以上各五分}　藁本　青皮_{以上各三分}　白豆蔻　黄柏_{以上各二分}　升麻　柴胡　黄芪_{以上各一钱}　水煎温服。食后。气盛者宜服；如面白脱色，气短者，不可服。

⑳羌活胜湿汤：见《分析〈内外伤辨〉的成就》附方④。

㉑乃经中有湿热也，更加黄柏、附子、苍术：《内外伤辨》作"经中有寒湿也。加酒洗汉防己_{五分}，轻者附子_{五分}，重者川乌_{五分}。"

㉒行血：即行经。《济生拔粹·脾胃论》即作"行经"。在东垣书中，"经"与"血"二字，有时互用。

㉓下焦风寒二经：即下焦肝肾二经的互辞，以肝主风，肾主寒之故。但这种用词可商。

㉔非风药行经不可也：此后《内外伤辨》尚有"乃受客邪之湿热也，宜升举发散以除之"二句。

㉕加当归梢：此后《内外伤辨》有"大黄_{酒洗煨，五分或一钱}"，义似不及《脾胃论》为长，因下文有"此病不宜下，下之恐变凶证也"之戒。

㉖黄芪人参汤：见《略论〈脾胃论〉的成就》附方②。

㉗白术附子汤：《医学发明》方。白术　附子_炮苍术　陈皮　厚朴　半夏　茯苓　泽泻_{各二两}　猪苓_{半两}

肉桂四钱　剉碎，每服半两，生姜三片，水煎服。

七、东垣论病用药富有辩证法精神

李东垣的论病用药，富有辩证法精神，能够启发人们，全面地去认识问题，客观地分析病情，而又善于灵活处理。这是丰富的实践经验的积累，颇多值得学习之处。

他对内伤之病，重视饮食劳倦，损伤脾胃，以致元气不足，中气下陷，清阳生发之气不能上升，因而成病。治以甘温益气，补中升阳。用黄芪、人参、甘草、升麻、柴胡、当归等，"辛甘发散，以助春夏生长之用"，方如补中益气汤，这是主要的，具有根本意义的。但"火与元气不两立，一胜则一负"，元气不足，能够导致"阴火"上冲，发作躁热，亦是临床上所常见的。当此之时，又宜甘寒以泻火热，用黄柏、黄连、黄芩、生地黄、生甘草等，配伍甘温药，为"初受热中，常治之法"。这是治本顾标，在补元气的同时，参以泻火热者。亦有谓之升降法，即在升阳气的同时，又降阴火。

因为阴火上冲，是由于元气的不足，这里就有一个脾胃气虚的基本问题。所以又大忌滥用苦寒之药，损其脾胃，或者误治失治，使脾胃之气一损再损，则气虚生寒，阴气反盛，又能形成内寒，产生"寒中"之变。这是寒水反来侮土，所胜者妄行。出现中满腹胀，涎唾多，清涕多，溺多便溏，足下痛，骨乏无力，腰背胛眼痛等证。此时治疗，又当改弦易辙，用温阳化水方法，以祛阴寒为主，如白术附子汤。

如上所述，由气虚而产生阴火，由泻火而导致阳虚寒盛，其中突出了本病的一个关键问题，即胃气（元气）问题。因此，脾胃虚衰，元气不足的治疗，"劳者温之"，"损者温之"，始终是此病的根本治法。尽管有需要苦寒坚阴者，但每加上"从权"二字，亦显出他的灵活性和预见性。他又把这种病的发展过程，概括成"始为热中，末传寒中"。这里除了指出本病的变化规律之外，亦寓有防微杜渐之意。总之，东垣用两点论论病情，而又紧紧抓住"治病求本"，这种辩证精神，是跃于言表的。

又如对于内伤饮食，颇为郑重其事，因为涉及胃气问题。非但要求消导药能对其所伤之物，而且强调不可用峻利食药。如其妄行攻伐，就能变为虚损之证，并且折人寿命，其重视保护胃气，可以说达到了无以复加的程度。因而竭力主张用张洁古的枳术丸，以白术先补脾胃之气，其力过于枳实克化之药一倍，再用荷叶，升引胆和胃的清阳之气上升，以烧饭和药，与白术协力，滋养谷气而补令胃厚，再不致内伤。并从此制订了七八个加味枳术丸和同类型的方剂。总之，他是抓住脾胃内伤的根本问题紧紧不放，竭力主张用消补兼施的方法，治疗饮食所伤，这是独具卓见的。

但是，他并没有泥而不化，而是根据实际需要，灵活处理，照样运用吐法、下法。如饮食过饱，填塞

83

胸中，有形之滞，窒塞太阴肺气，又遏抑肝木升发之气于下者，主张运用吐法，吐去有形食物，舒畅升发气机，称之为"木郁达之"，并专门为此立论，从理论上阐明这种用药道理。反之，若有宿食，或食膏粱之物过多，又敢于运用下法，如枳实栀子大黄汤；伤生冷硬物，不能消化，心腹闷痛者，更用巴豆，计有四五个方，如木香贝睨丸等，三棱消积丸、神应丸、备急大黄丸及消积集香丸等，急下实滞。如此对待内伤饮食之病，既重视保护胃气，又敢于祛除邪气，斟酌于邪正虚实之间，运用守补攻消方法。其辨证用药手段之高明，确实令人折服。

不仅如此，他对牵牛一味，或否定，或肯定，亦颇具辩证精神。如在内伤饮食门中，反复申述牵牛不可用，若误用之，其罪有五。如云：辛味下咽，先攻泻肺之元气，牵牛辛辣猛烈，夺人尤甚，这是一不可用；饮食所伤，皆为有形之滞，而牵牛为泻气之药，实滞而泻气分，攻伐无过，这是二不可用；饮食伤于中焦，止宜克化之药，消导其食，与上焦肺气无涉，病在中焦而反泻上焦之气，这是三不可用；食伤肠胃，积郁生热，宜用枳实大黄等苦寒之药，苦泄有形之积热，而反用辛辣牵牛，散泻真气，这是违犯大禁，四不可用；内伤肠胃，是六腑不足之病，反泻上焦肺气，元气耗散，折人之寿，亦犯大禁，五不可用。总之，内伤脾胃之病，是大忌牵牛的，不可用的，为害之大，使人深恶痛绝，可以说是完全否定掉了。但其实并非如此，他在《脾胃论》的蠲饮枳实丸，逐饮消痰，导滞清膈，以黑牵牛为主药。在《医学发明·下之则胀已》门中，治一切积聚，脾湿肿胀，肚大青筋，羸瘦等证的沉香海金砂丸；治脾湿太过，通身肿满，喘急不得卧，腹胀如鼓的海金砂散，亦均以牵牛为主药。甚至在《两肾有水火之异》门中，治下焦阳虚的天真丹，亦用牵牛，又如何解释呢？李时珍说得好，"牵牛能达右肾命门，走精隧，人所不知，惟东垣李明之知之。故明之治下焦阳虚天真丹，用牵牛以盐水炒黑，入佐沉香杜仲破故纸官桂诸药，深得补泻兼施之妙。又治脾湿太过，海金砂散，亦以牵牛为君。则东垣未尽弃牵牛不用，但贵施之得道耳。"这里，实际是对药物的功用，是否具有真知灼见的问题，对病情的所宜所禁，又能否正确地分别处理的问题。这种既知其一，又知其二，以辩证方法对待病与药，确能反映他是一位学养有素的大医学家。

东垣重视内伤脾胃，治以补中益气方法，这是肯定的。但他没有忽视外感，如冬伤于寒，照样运用麻桂，夏伤于暑，照样运用白虎；表实者，以麻黄葛根为君，表虚者，以桂枝黄芪为君等，并不局限于内伤范围。又如他重视保护胃气，补益元气，亦是很明确的。但气机郁滞者，照样运用理气方法，轻则顺气，重则破气，辛香走窜，苦温破泄，并不过虑于伤胃耗气。又如他常指出，脾胃气虚，不能升浮，则血气日减，心无所养，应该用甘温生血，当归和血，使阳生阴长。但气虚血涩，或气滞血瘀，甚至衄血吐血，妇女崩漏，照样运用活血化瘀，消坚破积等，又并不拘泥于益气生血。所有这些，又是反映他能了解病情的两重性，既有元气不足的一面，亦有兼夹邪气的另一面，需要补泻相合，兼行不悖的加以处理。

至如大方大法，与临时加减变通之间，亦是权衡在握，活法很多的。劳倦伤中，脾胃气陷，治以补中升阳，用补中益气汤。是大方大法，东垣称之为"正药"、"正方"，是恰当的，有效的。但东垣并没有到此为止，一成不变。而是从四时气候的不齐，疾病证候的差异，作出多方面的考虑。如云："天地之气，以升降浮沉，乃从四时，如治病不可逆之。……夫人之身，亦有四时，天地之气，不可止认在外，人身亦体同天地也"。因此，初春犹寒，宜少加辛热之剂，以补春气之不足，为风药之佐，如益智、草豆蔻。夏月少加黄芩、黄连，以治时热。长夏湿土，客邪大旺，加苍术、白术、泽泻，上下分消其湿。秋月气涩滞，食不下，加槟榔、草豆蔻、砂仁、白豆蔻。冬月加益智、草豆蔻，温中祛寒等，如此，则补中益气汤之用，与四时之气更相适应。

又云："胃为水谷之海。肠胃为市。无物不包，无物不入，寒热温凉皆有之，其为病也不一"，亦须有一个从权用药加减方法。例如见心下痞闷之证，可加黄连，若能食而心下痞者，加黄连枳实。不能食而心下痞，勿加黄连，加生姜陈皮。如食已而下心痞，别服橘皮枳术丸。如心下痞，夯闷者，加白芍药、黄连。如心下痞，觉中寒者，加附子、黄连。如心下痞，呕逆者，加黄连生姜、橘皮；如在冬月，不加黄连，少入丁香、藿香叶。如此等等，东垣订立了四时，随病用药加减法五六篇，可以说是曲尽机宜，处处示人以活法者。

不仅于此，东垣对"病有逆从，治有反正"，亦有很多发挥。例如对于消渴病，明确指出："二阳结，谓之消"，"瘅成为消中"，是津血不足，血中伏火，为燥热之病。治以生津润燥诸方，滋以甘露。如用白虎汤为主，配伍甘寒泻火热，辛寒润血燥等。但就在这些方药中，却用细辛、小椒、白豆蔻、荜澄茄等一二味，辛热反佐以取之，使治热以寒而不至于格拒。又如妇人阳虚寒盛的带下，白带腥臭，久下不止。腰以下冷如冰，脐腹冷痛，阴户中痛，面色枯白。明确指出为阴寒之极，气血俱虚，应用大辛热之药泻寒水，如附子、肉桂、干姜、良姜等，并须用风药涩药燥其湿，如苍术、藁本、羌、防、石脂、龙骨等。亦就在这些方药中，却用黄柏之苦寒，反佐以取之，以为因用，又为下焦向导之药；并有黄芩、生地黄等。这就不同于一般性的处理了。

尚有衄血吐血而用麻黄、桂枝，并不虑其动血；崩中下血而用桃仁红花，并不虑其破血。前者如一贫士案（《脾胃论》卷下），因脾胃虚弱，气促憔悴，衄血吐血，经治已愈，继因冬居旷室，衣服单薄，表有大寒，壅遏里热，以致血证复发。东垣援用《伤寒论》太阳表证，不与发汗，遂致衄，经与麻黄汤立愈之例，用麻黄人参芍药汤（《兰室秘藏》名麻黄桂枝汤），使表寒得解，里热亦随之消散，经血得安，吐衄亦自止。

87

后者如升阳举经汤证（《兰室秘藏·妇人门》），经水下不止，气血俱极，阳脱而阴躁。"法当大升浮血气，切补命门之下脱"。用大队益气温阳，益气摄血，参以升阳除湿，为救急之剂；而同时，配伍桃仁、红花，寓活血于摄血之中，使血止而又不留瘀，无后遗之患。这些随病用药方法，非识见老到，善于分析病情的缓急轻重者，岂能办到。

至于对待服食禁忌，亦是很辨证的。如在补脾胃泻阴火升阳汤方后云："服药讫，忌语话一二时辰许，及酒湿面大料物之类，恐大湿热之物，复助火邪而愈损元气也。亦忌冷水及寒凉淡渗之物及诸果，恐阳气不能生旺也"。并称之谓"大禁"，应该说是很严格了。但最后又云："此虽立食禁法，若可食之物，一切禁之，则胃气失所养也，亦当从权而食之，以滋胃也"。这种态度，又是多么客观，实事求是。

这些深刻的认识，娴熟的处理，是从反复的实践中总结出来的，他在《脾胃论》中，陈述了这个治学过程。如《脾胃胜衰论》中说："予平昔调理脾胃虚弱，于此五药中加减（指湿胜从平胃散，气弱自汗，从黄芪建中汤，脉虚而血弱，于四物汤中摘一味或二味，真气虚弱，从四君子汤，或渴、或小便闭塞，从五苓散去桂，摘一二味），如五脏证中互显一二证，各对证加药，无不验"。然实际是一般处理，所以"总不能使人完复，后或有因而再至者，……法虽依证加减，执方疗病，不依《素问》法度耳"。于是检讨《素问》、《针经》、《难经》之说，根据"至而不至，是为不及，所胜妄行，所生受病，所不胜乘之"的理论，从《藏气法时论》中升降浮沉补泻法用药"，才有所成就，有所突破。明确了"脾胃不足，不同余脏，无定体故也。其治肝心肺肾，有余不足，或初或泻，惟益脾胃之药为切"。并须注意，"何经相并而为病，酌中以用药，如权之在衡，在两则有在两之中，在斤则有在斤之中，……但不可一例而推之，不可一途而取之"。如其"不达升降浮沉之理，而一概施治，其愈者幸也！"这就充分说明，他论病用药之所以具有辩证法精神，是从不断的实践中总结提高，由经验上升为理论，又以理论指导实践，而后达到如此境界的。

八、剖析李东垣的"阴火"论——兼论甘温除大热

李东垣内伤学说中提出的"阴火"论点，其内容、治疗、名称等问题，后人时有争议。这里略加剖析，作为学术上的探讨。

（一）"阴火"论的来源

东垣的"阴火"论，渊源于《素问》"阴虚生内热"之文。如《调经论》云："阴虚生内热奈何？……有所劳倦，形气衰少，谷气不盛，上焦不行，下脘不通，胃气热，热气熏胸中，故内热"。这是在《脾胃论·脾胃虚实传变论》中提出的。他从临床实践的体会，认识到饮食劳倦，内伤发热，正是《素问》所述的病变过程。其"阴虚"之义，即内伤脾胃，中气不

足（《内外伤辨惑论·辨阴证阳证》）。由于中气不足，清气下陷，谷气不得升浮，则心肺无所养。心肺无所禀受，则荣卫不足，不能卫护其外，形成"谷气不盛，上焦不行"的病变。因为上焦为阳气所主，心肺之气俱不足，所以东垣又称之为"阳道虚"。又由于脾胃不足，中气下陷，而乘于肾，肾间受脾胃下流之湿气，闭塞其下，气化不行，便是"下脘不通"之义。因为下焦是阴气所主，而肾间又有湿热邪气，所以东垣又称之为"阴气盛"；并从其为害之所及，名之谓"阴火"。下焦"阴火"逆而上冲，中焦脾胃又首当其冲，以致发生"阴火"的种种见症，这就是"胃气热，热气熏胸中，故内热"。以上是阴虚生内热的整个过程，也就是饮食劳倦，内伤发热——"阴火"的形成原因。所以东垣概括指出："脾胃一伤，五乱互作，其始遍身壮热，头痛目眩，肢体沉重，四肢不收，怠惰嗜卧，为热所伤，元气不能运用，故四肢困怠如此"（《脾胃虚实传变论》）。这就是阴火论的主要精神。

当然，怒忿悲思恐惧，皆损元气，心神不宁，七情不安，亦能化而为火，使阴火炽盛，即五志化火，这一点亦不能有所忽略。

"阴火"是下焦阴盛，湿热不化，何以能够上冲，发生内热？东垣指出，有以下几种途径：一种是心肾关系。肾脉起于下焦，上系于心，上焦阳虚，则下焦"阴火"得以上乘，即表现为"心火"。亦称之为"心不主令，相火代之"（这里的"心火"，实际是阴火）。又一种是心胃关系（这里的"心"，还是上文讲的相火），所谓"心与小肠来乘脾胃"。又谓之"相火之势，如巨川之水，不可遏而上行，使阳明之经逆行，乱于胸中"，成为"阴火乘其土位"之变，即"胃病则气短精神少而生大热。"第三种是冲任督脉的关系。冲脉附于少阴，肾间有湿阻郁热，下焦之气不行，邪实阴盛，冲脉必然冲动上逆。东垣常说："脾胃病则当脐有动气，按之牢若痛，有是者，乃脾胃虚，无是则非也。"同时，冲任督脉俱居下焦，冲脉邪盛，必然传于督脉，而督脉又与足太阳为附经（即两条经脉相附而行，并向上行），督脉盛，其势亦不可遏，疾如奔马，上冲头顶，发生头痛项强，蒸蒸躁热等症（以上引文均见《脾胃论·脾胃胜衰论》和《饮食劳倦所伤始为热中论》）。以上种种，就是阴火上冲为患的来历。

（二）"阴火"证候的特点

阴火的证候，即内伤发热，其热型是躁热。如《内外伤辨惑论》云："阴火上冲，作蒸蒸而热，上彻头顶，旁彻皮毛，浑身躁热。作须待袒衣露居，近寒凉处即已；或热极而汗出亦解"。《脾胃论》亦云："饮食不节则胃病，胃病则气短精神少而生大热，有时而显火上行，独燎其面。……形体劳役则脾病，脾病则怠惰嗜卧，四肢不收，大便泄泻"。这就是阴火证候的特点。

东垣观察非常细致，并为此作了许多鉴别。他首先是把躁热与外感病发热区别开来。如云：外感风寒之病，与饮食劳倦内伤之病，均有寒热，但热型不同。前者是寒邪伤于皮毛，病在于表，寒热并作，即恶寒发热同时出现，必待邪传于里，恶寒乃罢。后者是脾胃内伤，病在于里，寒热不齐，即恶寒是常常有之，平时已卫阳不足，不能抵御风寒，所以形寒畏寒；而且见风见寒，或居阴寒处，或背阴无阳光处，则更明显而且敏感。至于躁热，则间而有之，下焦阴火上冲时才出现。此二者不齐，即躁热时已不恶寒，恶寒时并不躁热。上述两种发热，并不一样，亦就是外感病与内伤病的鉴别之处。

同时，两种病人的整个体征亦异。外感病人，头痛鼻塞，或流清涕，语声重浊，壮厉有力。筋骨疼痛，不能动劳，起病便着床枕。内伤病人，虽亦有头痛，但时作时止。口鼻中少气短气，怠惰嗜卧，无气以动。总之，前者表现为邪气有余，多病起骤然；后者表现为元气不足，每因循而致。一实一虚，病情大殊。在《内外伤辨惑论》中有十三点辨别，可以参阅。

东垣对于大热亦作了具体分析。如有些内伤病，四肢发困发热，肌体热，筋骨间亦觉热。表热如火，燎于肌肤，扪之烙手。更有热甚与阳明病白虎汤证相似者，"必肌体扪摸之壮热，必躁热闷乱，大恶热，渴欲饮水"。但这些都是劳役过甚，元气大伤所致，不能误会，其鉴别点为：一个，虽然身大热，而口鼻中皆少气短气，并且微喘，气虚之象明显；另一个，这种大热，至中午以后，阳明当旺之际，病必少减。这样，它与外感之病的高热，就显然不同；如为阳明病，正是日晡潮热，神昏谵语，大渴引饮，烦闷不止了。何况两种病的来路不同，病机亦异，可以区别。

此外，饮食劳倦所伤之重者，三二日间，有似外感寒热，与太阳表证微有相似之处，但余证不同。亦有按之而肌表身热，有似表证者。这些都是脾胃不足，荣卫不能卫护其外，不任风寒之变，仍属于阴火范围。

上述病情，后人亦有称之为"气虚发热"者，这个名称，亦常引起争论，"气虚易生寒"，怎么会发热呢？其实，脾胃气虚，荣卫不足，表虚而卫外之阳不固，平时是常常恶寒的，气虚生寒，的确是病理变化的一个规律。但元气不足，则阴火上乘。所谓"火与元气不两立，一胜则一负"，时见躁热，这种病情，亦是常见的。气虚是指元气不足，躁热是中焦与下焦的湿热上冲（即阴火上冲），这是临床上确有的病情，没有什么可以争执之处。总之，阴火为患，变化多端，在内伤病中，是个棘手的问题，所以东垣称之为元气之贼，七情之贼。

（三）"阴火"的治疗

"阴火"的产生，是饮食劳倦，内伤脾胃，损耗元气所致。正如《素问·举痛论》所说："劳则喘息汗出，外内皆越，故气耗矣"。东垣又根据《素问·至真要大论》"劳者温之"、"损者温之"之旨，采取甘温除热方法。用甘温药补中，益气升阳，又甘以缓急，则脾胃有权，元气兴旺，清气上升，荣卫气血调和，而"阴火"亦自戢，即所谓"甘温除大热"。

甘温除热的功用，主要见于补中益气汤，是从张仲景的建中方发展而来。因为内伤脾胃，是伤元气，元气即胃气。胃气受伤，不能养肺，并有躁热，上熏于肺，则肺气亦伤，形成脾肺气虚的证候。补中益气汤用黄芪最多，补脾而益肺气，人参甘草次之，即为甘温益气。同时甘草能够补脾胃中元气而泻火热，亦是"急者缓之"，病属躁热，宜缓其急迫。所以东垣强调，"以上三味，除湿热烦热之圣药也"。白术苦甘温，除胃中热。升麻、柴胡，能引胃中清气上行，扭转中气下陷之势；同时能引黄芪人参甘草甘温之气味上行，补卫气而实皮毛，使卫外固摄，则恶寒自汗可去。陈皮理气和胃，散滞气，有利于诸甘温药的运化。脾胃气虚，则荣气亦不足，加之躁热煎熬，血气亦日减，所以又加当归。甘温药能生阴血，所谓"阳生阴长"，加用当归，则更能调和气血。这种方法，又称之为补中升阳，能使脾胃之气升发，元气随之充旺，元气旺则阴火消，躁热亦随之而去，所谓"一胜则一负"。这种甘温除热法，治本而又除其产生阴火之源（据杂志报道，有以甘温热药治疗某病高热持续不退见效者，这是另有病机，不在此例）。

在此须加注意，不能忽略甘温除热的全部意义。如《内外伤辨惑论·饮食劳倦论》云："内伤不足之病，……惟当以甘温之剂，补其中，升其阳，甘寒以泻其火则愈"。《脾胃论·气运衰旺图说》亦谓，陷下不足，则用辛甘发散（指芪、参、草、归、柴、升），以助春夏生长之用。初受热中，常治之法，用黄柏之苦寒，除湿热为痿乘于肾；甘草梢子、黄芩，补肺气，泄阴火之下行。因此，在补中益气汤的加减法中指出：少加黄柏以救肾水，能泻阴中之伏火；如烦犹不止，少加黄连以除心烦；如胸痞而烦，再加黄芩。或少加生地黄补肾水，水旺而心火自降。如气浮心乱，以朱砂安神丸镇固之则愈（《内外伤辨惑论》、《脾胃论》）。很明显，甘温除大热，除了以甘温之药补中升阳，从根本上补元气而消除阴火之源外，还应有苦寒坚阴药，泻火除躁热，才能完全达到"除大热"的目的，这就是他的全部用意。不过，这里的"甘寒以泻其火"，是指甘温药中配合苦寒坚阴药同用，不像目前临床的用清滋药甘寒泻火，两者名同实异，应加区别。

但是，泻阴火，除躁热，用苦寒泻火药，亦只能适可而止，不能不有所顾忌。因为，"阴火"的发生，根本是由于脾胃虚衰，中气下陷，阳道先虚，所以在用黄柏、地黄等味之前，东垣每冠以"少加"二字，有的地方还说成是"从权"，并明确表示"大忌苦寒之药泻胃土"。这一点，亦是需要注意的，否则热中未已，寒中又起，病情更加复杂了。

至于发热之微似表证者，热型有所不同，而其治法，仍宜守补中益气汤之制，补中升阳，调和阴阳气血，使营卫能够外护，得微汗而寒热自除。东垣所谓"非正发汗，乃阴阳气和，自然汗出也"（《内外伤辨惑论·四时用药加减法》）。这一点，叶天士亦深有体会，如云："东垣云：胃为卫之本，脾乃营之源，脏腑受病，营卫二气，昼夜循环失度，为寒为热，原非疟邪半表半里之证，斯时若有明眼，必投建中而愈。经言劳者温之，损者益之。建中甘温，令脾胃清阳自立，中原砥定，无事更迁"（《临症指南医案·肿胀门》陈案）。这个论述，真是先贤后贤，一以贯之。

如其四肢发热，肌热，表热如火者，当于脾中引伸阳气，达表而散火，取"火郁发之"之义，用升阳散火汤、火郁汤（二方的配伍意义和具体运用，另见《升阳散火解》）。

假如七情损耗元气，以致阴火炽盛者，"惟在调和脾胃，使心无凝滞，或生欢忻，或逢喜事，或天气暄和，居温和之处，或食滋味，或眼前见欲爱事，则慧然如无病矣，盖脾胃中元气得舒伸故也"（《安养心神调治脾胃论》）。这是不药之治，着重在身心上调养，拨乱反正，颇值得注意。

（四）阴火命名的讨论

东垣的"阴火"论，是有其理论渊源和丰富的实践基础的，直至目前临床，这种病情，仍然比较多见，而且运用甘温除热方法，可以收到良好疗效，这一点应该肯定。

"阴火"，无疑是一个病理学名词，但火而曰阴，易生疑窦。其实，"阴虚则内热"，是与"阳虚则外寒"对举而言的（《素问·调经论》）。这里的"阴"，是"内"或"里"的互词。阴虚即里虚，是中气不足。称为"阴火"，犹言内热，内伤发热。《内经》的原义是如此，阴阳二字，训作表里或内外。如《素问·金匮真言论》云："夫言人之阴阳，则外为阳，内为阴。言人身之阴阳，则背为阳，腹为阴"。又因下焦阴盛，"肾间受脾胃下流之湿气，闭塞其下"，气化不行，郁而生热，用这个名词加以概括，亦是可以的。在补中益气汤立方本旨还称之为"肾中伏火",《内外伤辨惑论》、《脾胃论》还径称之为"相火"、"胞络之火"、"督任冲三脉盛"。因为这些都是下焦之火的表现,称为阴火,亦是可以理解的。又因为肾脉起于下焦,而其系上系于心,阴火上冲,又可以表现为心火。子能令母实,心火发展,又可以引起肝火。所以《脾胃论·脾胃胜衰论》论内伤病变分列五项,如"脾胃不足,是火不能生土而反抗拒","心火亢盛,乘于脾胃之位","肝木妄行"、"肺金受邪"、"肾水反来侮土,……土火复之,及三脉为邪"。这样,阴火病变,其为害范围就很大,几乎遍及五脏和督任冲脉奇经。不过,其根源还在于阴虚(脾胃内伤,中气不足),其病还发自肾间。所以总名之为"阴火"。

但是,心火与相火,本身都具有生理和病理两种含义,这里没有分别清楚正火与邪火的关系;特别引用《素问》王冰注"心不主令,相火伐之",来解释阴火上冲,心火独盛,是不符合经义的,张介宾有详细的分析。至于说"相火下焦包络之火,元气之贼",更易滋生误解。督脉与冲脉,本身亦是上行的,但上行并不尽是阴火、邪火,应作具体分析。从这一点看,似有可商之处。

有人提出,东垣讲的阴火,即是相火。这点东垣自己亦曾讲过,但阴火所指,它的病变范围要广得多,已如上文所述,其甘温除热治法,亦与单为相火者,不全符合。何况李东垣尚另有相火论,就可以了解,两者之间,是有同而不同之处的,拟在别文加以讨论。

九、 李东垣的相火论

李东垣别有相火论，是在《医学发明》中提出的，并申明其说渊源于《难经·三十六难》。但《难经》云："两肾者，非皆肾也。其左为肾，右为命门。"而东垣却谓："肾有两枚，右为命门相火，左为肾水，同质而异事也"（《医学发明·损其肾者益其精》）。并明确肯定，"两肾有水火之异"，即真阴和真阳。这里特点，《难经》原文，是云"右为命门"，而且"非皆肾也"，亦未言及相火。而东垣则肯定命门、肾水皆属肾外，还以右肾命门与相火合而并论，并且作为真火（原名"阳精"），这又是接受了刘河间及其老师张元素的论点，加以演绎发挥了。这种论述，对后世论相火者，很有影响。

东垣进一步指出，损其肾者，当审其损在何脏而治之。"无阴则阳无以化，当以味补肾真阴之虚，而泻其火邪，以封髓丹①、滋肾丸、地黄丸之类是也。阴本既固，阳气自生，化成精髓。若相火阳精不足，宜用辛温之剂；但世之用辛热之药者，是治寒甚之病，非补肾精也"（见同上文）。下列还少丹、水芝丸，以及离珠丹②、天真丹、八味丸等方。这样东垣的相火论，就是真阳论，而且出其治法，可以说是明白无误。但如真阴虚者，亦能产生"火邪"，治以滋阴化阳，但这里没有提到相火名词。

在另一处，"火邪"有相火之称，又是阴火，而且为元气之贼。这是从《素问·天元纪大论》："君火以明，相火以位"的王冰注中引申而来的。王冰注云："以名奉天，故曰君火以名，守位禀命，故云相火以位"。东垣即谓："心火者，阴火也。起于下焦，其系系于心，心不主令，相火代之"。而且直加贬斥，"相火下焦包络之火，元气之贼也"（《脾胃论·饮食劳倦所伤始为热中论》）。

他并详细论述这种相火——阴火的成因、危害和治疗。其成因是，饮食失节，劳役过度，损伤脾胃，元气因而不足，中气随之下陷，湿溜下焦，肾气不化，郁而生热，便产生阴火。其所以为害，是下焦阴火逆而上冲，脾胃又首当其冲，形成"阴火乘其土位"之变，即阴火耗伤脾胃元气，成为内伤发热之病。这种病情，关键在于脾胃元气之虚，中气下陷。予以治疗，法宜甘温除热，补中升阳，方如补中益气汤。这是治病求本方法，从恢复脾胃元气着手，亦从而解除内热，并能杜绝产生阴火。如其阴火已经上冲，再从其危害所及，配伍"甘寒泻火热"，少加黄柏、生地黄，甚至黄芩、黄连等，不过这是从权方法，次要之药。

综上所述，可知东垣的相火论，首先包括有两个内容：一是正常的相火，即真火、肾阳；一是异常的相火，即阴虚火邪、阴火。其次，相火与阴火，同而不同。同者是均为邪火；不同者，相火为阴虚火旺，其本在肾，其标为火邪。阴火为元气不足，湿流下焦，郁而生火，其本在脾胃，其标为阴火，而且阴火为害，遍及五脏，还影响冲督奇经。因此，二者的治疗方法亦不同，前者用滋阴清火，使"阴本既固，阳气自生，化成精髓"；后者甘温除热，甘寒泻火。前法，不能治后种病；而后法，更不宜于前者病情。对于这些问题，书中没有表白清楚，混称为相火，相火又有心火、阴火之说，这就给人以模糊的感觉。

此外，东垣还另有命门说，又不等同于相火，而且似乎高于相火。如云："夫胞者，一名赤宫，一名丹田，一名命门。主男子藏精施化，妇人系胞有孕。俱为生化之源，非五行也，非水亦非火，此天地之异命也，象坤土之生万物也"（《兰室秘藏·小儿门》）。这样，命门含义，又与相火不同，是两回事了。这种命门说，又发展了《难经》所论，为尔后张景岳、赵献可的命门学说，开创了先河。

以上记载，就是李东垣的命门相火论，似乎可以这样说，他的相火论，是渊源于《难经》，但游移于《难经》与王冰注两者之间，没有形成自己的统一的相火理论，所以前后出现许多矛盾，如相火即命门火，但对命门又另有一说；相火是下焦火，有时又称为心火，阴火，阴火又不即是相火等。但他论证的重点，尚较明确，一个是言正，相火即肾阳；另一个是言邪，相火为下焦肾间之火，有时亦称之为阴火。尤其后者，从内伤脾胃病论点出发，贬责为"元气之贼"。这就是李东垣相火论的大略。

附方

①封髓丹（即三才封髓丹）：天门冬　熟地黄　人参各半两　黄柏三两　缩砂仁一两半　甘草炙、七钱半　上为丸，用苁蓉酒浸煎汤送丸。

②离珠丹：杜仲三两　萆薢二两　诃子五个　龙骨一两　破故纸炒、三两　朱砂一钱半　胡桃一百二十个，去隔皮　缩砂仁半两　巴戟肉二两　上为末，酒糊丸，朱砂为衣，如梧桐子大，空心盐汤、温酒下。

十、略论李东垣的"补中升阳"

　　李东垣为金元四大家之一。他的学术成就，主要在于开创了内伤脾胃之论。他在传统的伤寒学说的基础上，发展了内伤病学说，从此完备了中医临床外感与内伤的证治体系。这对中医学术的发展，是有重要贡献的。

　　内伤脾胃学说的理论核心，是"升降浮沉"，渊源于《内经》的"四时阴阳"理论。李氏认为，这是万物生长变化的根本。如"天以阳生阴长，地以阳杀阴藏"，即是升降浮沉的意义。岁半以前，天气主之，春生夏长，即为升浮；岁半以后，地气主之，秋收冬藏，即为沉降。春气温和，夏气暑热，秋气清凉，冬气冷冽，这是四时之气的顺序。升已而降，降已而升，如环无端，运化万物，都是一气为之主宰，而人亦应之。所以李氏进一步指出："人为万物中之一物，

101

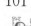

呼吸升降,效象天地,准绳阴阳"。即"人之身亦有四时,天地之气,不可止认在外,人亦体同天地也"(《兰室秘藏·妇人门》)。而脾之与胃,又是一身升降之气的枢纽。"盖胃为水谷之海,饮食入胃,而精气先输脾归肺,上行春夏之令,以滋养周身,乃清气为天者也;升已而降,下输膀胱,行秋冬之令,为传化糟粕,转味而出,乃浊阴为地者也。"如能"顺应四时之气,起居有时,以避寒暑,饮食有节,不暴喜怒,以颐神志,四时平均,而无偏胜则安;不然,损伤脾胃,真气下溜,或下泄而久不能升,是有秋冬而无春夏,乃生长之用,陷于殒杀之气,而百病皆起;或久升而不降亦病焉"(以上引文均见《脾胃论》)。于此可知,一身的升发之气,生长收藏的自然秩序,对于维护健康,是多么重要。

但须注意,从一年的四季气候来讲,首先要有春气的上升,而后才有夏气的浮盛,秋气的肃降,冬气的伏藏。从四时的生长收藏来讲,亦首先要有生长,而后才有收藏。从阴阳的生长来讲,亦首先要有阳生,而后才有阴长。这就是上文所说的,运化万物,都是一气为之主宰。即春生上升之气,亦谓之生生之气。以人而言,脾胃的升降,亦首先要有胃纳,水谷之海正常,化生精微,而后才能输脾归肺,五脏六腑皆以受气。这里,就是胃气、元气。因此,东垣学说,于升降浮沉之中,特别重视一个"升"字,重视胃气,是"治病求本",具有积极意义的。

假如饮食失节,寒温不适,则内伤脾胃;喜怒忧恐，劳役过度，则损耗元气。脾胃气陷，流于下焦，谷气不得升浮，是生长之令不行，而元气不足。若此病情，如何确当治疗，东垣根据《内经》之旨，"劳者温之"、"损者温之"，以甘温之剂，补其中，升其阳，使元气来复，则其病自愈。这就是补中升阳的意义所在，并且广泛运用于许多内伤病证。现择要阐述如下：

（一）治疗内伤发热

内伤何以发热？是因饮食劳倦，内伤脾胃，脾胃气弱，不能运化水谷，饮食不化精微，反生湿浊。又因气虚下陷，湿流下焦，阴被其湿，下焦之气不化，郁而生热，形成"阴火"。火性炎上，并因冲脉和心肾等种种关系，逆而上冲，脾胃又首当其冲，这就是所谓"阴火乘其土位"。中焦之湿，与上冲之火，合而为邪，东垣称之为"湿热"，这就是内伤发热的根源。这种发热，是内伤元气，"阴火"上乘，为不足之病。

其形证，发热是躁热，躁作则上冲头面，头痛目赤，欲得风凉，或热极而得微汗亦解。心中烦热，手足心热。但平时则多形寒，喜得暄暖（东垣称之为"寒热间作"）。气息短促，少气懒言，疲乏无力，甚至气虚下坠，精神萎顿。口失滋味，纳谷不香，大便溏薄，或虽成形而便次增多，甚至每食后即欲大便，亦有大便结成大粪块，欲解而无力者。脉虚苔薄，舌质较淡。湿热较重者，亦见薄黄腻苔。舌有齿痕。这就是内伤发热的特征。

病为内伤不足，不足者补之，宜甘温之剂，补中升阳，甘寒以泻其火热，"盖温能除大热，大忌苦寒之药泻胃土"（《内外伤辨》）。主以补中益气汤。方用黄芪、人参、甘草补元气，泻火热。白术和胃，陈皮理气，升麻、柴胡引清气上升，亦以引芪草人参甘温之气味上行，益气而实表。更以当归和营，使阳生而阴长，亦以调和气血。同时，可少加黄柏以坚阴泻火，甚者或加黄连以泻心除烦，或加生地以补水降火，或合朱砂安神丸以镇摄"阴火"，而安神明。这样治疗内伤发热，临床上是很有效果的。

元气不足，尚有另一种病情，即往往发作无名寒热，遇劳即发，烦恼亦作，连番几天寒热，找不到明显的原因，经治或不治自愈，过一段时间又发作。这种病情，《内外伤辨》亦早已指出，所谓形似表症而实非外感表证，宜服补中益气汤一二剂，得微汗则已。因为元气虚弱之人，本已荣卫不足，加之劳倦喜怒，则胃气更虚，无阳以护其皮肤毛腠，所以寒热乃起。治以补中益气汤，"非正发汗，乃阴阳气和，自然汗出也"（《内外伤辨·四时用药加减法》）。

更有元气不足之人，易于感冒，或自汗盗汗，面色㿠白，或反晦暗，形神疲乏，但不废行立。治以补中益气汤、丸，最好作为粗散，加姜枣煎服，或姜枣汤调服，有良效。

假如湿热逗留，气虚又有兼夹证者，《内外伤辨》另有《四时用药加减法》篇，从各方面作出从权变通的处理，可以随证应用，增进补中升阳的疗效。

（二）治疗暑伤元气

因为夏令湿热大胜，天暑地热，人在气交之中，暑伤元气，湿伤脾胃，因而发热。

证见四肢困倦，精神短少，懒于动作，胸闷气促，肢节酸楚；或气高似喘，身热心烦，脘腹痞胀，小便黄少，大便溏泄，或渴或不渴，不思饮食，自汗体重；脉濡，苔薄黄腻等证。这是夏令元气损伤，脾胃俱虚，湿阻气滞的病情。

治以清暑益气汤。用黄芪、人参、甘草补中益气，橘皮、当归理胃气，和血脉。苍术、白术、泽泻健脾渗湿，升麻、葛根升阳气，解肌热，炒曲、青皮消食快气。黄柏坚阴而泻火。五味子、麦冬，合人参以益肺气而生脉。总之，是益气升阳，健脾化湿，又保肺生脉的配伍。益气升阳治其本，健脾化湿治其标，保肺生脉为随时用药、清金解暑而设。

或疑夏月湿热俱盛，用此方是否合适？其实，只要明确以下几点：①原书指出，"此病皆因饮食失节，劳倦所伤，日渐因循，损其脾胃，乘暑天而作也。"即本身是脾胃内伤病，发于暑令，而不全是暑令时邪之病。②没有明显的时邪湿热困中，不属于湿温、暑湿等病。③虽有脾胃症状，是暑湿气候的影响，但不是胃肠道有什么急性传染病。能排除这些病情，则清暑益气汤的其病其治，亦自心中有数，不至与王孟英的清暑益气汤证有所误会了。

（三）治疗肺脾气虚

肺脾气虚，东垣书中称之为"肺之脾胃虚。"其发病大都时值秋令，凉燥当旺，但湿热未退。

证见洒淅恶寒，形神委顿，面色㿠白。肺脾气虚而卫阳不振之象比较明显。同时，脾胃不和，湿热阻气，口苦舌干，饮食无味，谷入化迟，大便不调，甚至泄泻，小便频数，身重节痛。脉虚，苔薄白腻。这种病情，其实亦不限于秋令，其他时间亦可出现；而且有时是以气虚泄泻出现的。

治以升阳益胃汤，补中升阳。药用黄芪、甘草、人参益元气，亦就是补脾而益肺气。柴胡、防风、羌活、独活，升阳升清，配合芪草人参，能够益肺脾而伸阳气于皮毛肌腠；同时风药又能胜湿止泻。白芍药合参术风药，能调肝脾而补肺。半夏一味，在东垣之用，于肺病，于秋令，多加之，取其味辛，能开腠理，致津液而通气。配合黄连，又有苦辛通降之意，能调和脾胃湿热之不化者。白术、陈皮、茯苓、泽泻，健脾和胃化湿。合而用之，实际还是两个方面，一方面升阳益胃补肺气，是治其本；另一方面健脾和胃，清化湿热，是治其标。这种病情，属于内伤不足，应该刻刻顾护元气，从处方立名，谓之"升阳益胃"，就可以了解东垣的用意。

（四）治疗泄泻

一般认为"湿多成濡泄"，治以分化，利小便，实大便，这是常法，亦是有效的。但对于脾胃虚弱的人，胃病湿多，脾气下陷而泄泻者，常兼气息短少，精神不足，懒于言语，肠鸣气坠，小便涩少，形寒怯冷等证，这是"阴盛乘阳"之变，即脾胃气虚，而浊阴反盛。假如再用淡味渗利之药，脾气下陷而复渗泄之"，是降之又降。是复益其阴而重竭其阳气矣，……反助其邪之谓也"（《脾胃论·调理脾胃治验》）。

东垣主张，用益气升阳，风以胜湿方法，使下陷的阳气升腾，而脾胃的运化输布功能恢复，则其病可愈。方如升阳汤①和升阳除湿汤②。这些方药，有甘温补中者，有升阳升清者，有和胃化湿者，有益气活血者，照顾到脾胃的各个方面，而主要的是补中升阳，纠正脾虚气陷，化浊升清，则泄泻自止。这是治疗泄泻别开生面的方法（尚有着重用升阳风药治泄泻的，见论升阳除湿法中）。

（五）治疗麻木

一般认为，麻木属风，所谓风行皮肉之间则麻。但不尽然，气不行者，亦多作麻。东垣常说："麻者，气之虚也。真气弱，不能流通，填塞经络，四肢俱虚，故生麻木不仁"。

其主证是，闭目则周身麻木，昼减而夜甚，觉醒则麻木渐退。或者仅在皮肤之间麻木，或者两腿麻木沉重，或者两手指麻木。身重气短，饮食减少。这种病情，是"阳衰而阴旺"，即卫阳气虚，血脉不充于肌表所致。"不须治风，当补其肺中之气，则麻木自去"。

治以补气升阳和中汤③，即用补中益气汤的补气升阳，配伍白芍，合当归以和血脉。并根据兼证加味治之，如兼"阴火"、兼湿、兼痰、兼瘀等，加味处理。在《兰室秘藏》中叠出八方，如温经除湿汤、补气升阳和中汤、麻黄桂枝升麻汤、神效黄芪汤、补气汤、除湿补气汤、人参益气汤及导气汤等，都是一个用药路子，即以补气升阳为主，又顾及兼证而加减出入，颇能反映从脾胃气虚着眼，治疗麻木的特长（参阅《东垣治疗麻木八方通论》）。

（六）治疗中风

东垣认为："阳之气，以天地之疾风名之。故中风者，非外来风邪，乃本气自病也。凡人年逾四旬，气衰者多，而有此疾，壮岁之时，无有也。"其病情轻重有中血脉、中府、中脏三种（《医学发明》）。

若病为风中血脉，见口眼㖞斜，手足一偏软弱麻木等证，治宜养血通气，益气升阳。

方如天麻黄芪汤④。其方即为补中益气汤的加减方，主要加风药以升阳，通气搜风邪，并引甘温补气药以实表而固腠理。又加养血活血药，以和血脉。同时用清热化湿药以和脾胃。又如清阳汤⑤，治口眼㖞斜，颊腮紧急。在益气升阳的同时，并用活血化瘀药，这更开创了以益气活血方法治疗中风的先例，为尔后王清任的"补阳还五汤"，作出了先导。

（七）治疗外科疮疡

疮疡之证，初发于肌肉之上，皮肤之间。是风湿热之邪，自外而来，侵袭于身，《内经》所谓"营气不从，逆于肉理，乃生痈肿"。一般治法，"宜泻其风湿热"，汗而发之，其疮即已，即是临床上所谓"消法"。但其人脾胃元气不足者，周身荣卫之气亦消弱，既不能表达外邪，而且逗留不散，有转阴内陷之虑。

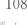

此时治疗，东垣又善于运用益气升阳方法，即益气发汗，通其荣卫，把消法与托法结合在一起，配伍运用，即是"内托"方法。

具有代表性的方剂，如内托（托里）荣卫汤⑥，方以补中益气汤为主，补元气而托邪外达。伍以羌活、防风、苍术升阳气，散风湿；并能升发补气之药于肌表，加强托里散邪的作用。连翘、黄芩协同柴胡，清少阳之热而散结。桂枝、红花，活血通络。合而成方，确有托里发汗，通其荣卫，消散疮疡之功。《兰室秘藏·疮疡门》尚有内托羌活汤，升麻托里汤，黄芪肉桂柴胡酒煎汤等方，基本都是一个法则，仅是由于见证差异，用药略有出入而已。这些方法，很能反映东垣善以补气升阳治疗疮疡的成就。《元史》称其长于痈疽外科，是确有所见的。

（八）治疗妇女崩漏

崩漏有由于脾胃虚损，下陷于肾，湿热下迫，以致暴崩，或经漏不止者。其下多如水浆，质稀而淡。其人亦多怠惰嗜卧，四肢不收，困倦乏力，无气以动，气短，腹中逆气里急。此由饮食不节，或劳伤形体，或素有心气不足而致。"当除湿去热，益风气上伸，以胜其湿"（《兰室秘藏·妇人门》）。因为崩漏不止，属于元气下陷，气不摄血；下如浆水，又属脾虚湿胜之象。

治以升阳除湿汤。药用黄芪、甘草补中益气，合以当归，使益气生血。苍术健脾化湿，柴胡、升麻、羌活、独活、防风、藁本、蔓荆子，大举升阳益风气。因为升举脾胃，可以挽回下陷之气；大益风气，可以伸引阳气而胜湿。如此则不治血而血自止，不止漏而漏自涩。这是治疗崩漏的法外之法，很有启发意义。当然，东垣亦指出，"此药乃从权之法，用风药胜湿，为胃气下陷，而气迫于下，以救其血之暴崩也。若病愈，经血恶物住后，必须以黄芪人参炙甘草当归之类数服以补之，于补气升阳汤中加以和血药便是也。"

另如柴胡调经汤，治经漏兼患泄泻者；益胃升阳汤，血脱益气，使阳生阴长。与上文都是一个宗旨（参阅《探讨李东垣对妇人病的成就》）。

以上所述，仅是举其显著者而言，但已可概见东垣补中升阳的成就，及其运用的大略。其实，东垣还娴熟地加减运用于各个方面，特别是比较复杂的病情，容在以后进一步讨论。

至于补中升阳的具体用药，主要是以甘温药补其中焦，并由脾胃而益肺气。以升阳药升清气，升胃气，使阳气旺，则一身之气皆能生长。这就是其立法制方的两个主要组成部分。目的是使元气来复，则内伤诸病可以随之而愈，这在临床上是有无数次的疗效可以验证的，亦是很有研究价值和发展前途的。

附方

①升阳汤：黄芪_{三钱} 甘草_{二钱} 升麻_{六分} 柴胡 橘皮 当归身 益智仁_{各三分} 红花_{少许} 上为粗末，分作二服，水煎服。（《脾胃论》）

②升阳除湿汤：羌活 防风 升麻 柴胡_{各五分}

苍术一钱　炙甘草　陈皮　麦芽面各三分　神曲　泽泻
猪苓各五分　如胃寒肠鸣，加益智仁、半夏各五分　生
姜三片　枣二枚同煎。至非肠鸣不得用。(《兰室秘藏·
泻痢门》)

③补气升阳和中汤：黄芪五钱　人参三钱　炙甘草
四钱　白术　橘皮　当归身各二钱　升麻　柴胡各一钱
白芍三钱　苍术　草豆蔻仁各一钱五分　白茯苓　泽泻
生甘草　酒黄柏各一钱　佛耳草四钱　上为粗末，每服
五钱，水煎服，食远。

④天麻黄芪汤：治表有风证，因连日醋饮，其证
复来，右口角并眼颇有侧视，及左手左脚麻木疼痛。
天麻　羌活各三分　黄芪六分　人参四分　甘草　升麻
葛根各六分　柴胡九分　当归五分　芍药三分　苍术六分
泽泻七分　茯苓三分　神曲炒，三分　黄连四分　黄柏六分
上为粗末作一服，水煎食远温服。或加猪苓六分。
(《兰室秘藏》)

⑤清阳汤：治口㖞，颊颐急紧，胃中火盛，必汗
不止，而小便数也。黄芪二钱　炙甘草一钱　升麻二钱
葛根一钱五分　当归身二钱　桂枝　红花各一分　苏木
生甘草各五分　酒黄柏一分　上为粗末，都作一服，酒
三大盏，煎至一盏二分，去粗，稍热服，食前。服
讫，以火熨摩紧急处而愈。夫口㖞筋急者，是筋脉血
络中大寒，此药以代燔针劫刺，破血以去其凝结，内
则泄冲脉之火炽。(《脾胃论》)

⑥内托荣卫汤：黄芪半两　人参　炙甘草各一钱
柴胡二钱　当归身　羌活　防风各钱半　连翘二钱　生黄

111

芩钱半　苍术三钱　红花　桂枝各半两　上为粗末，都作一服，水酒各一大盏，同煎至一盏，去粗，大温服。（《医学发明》）

十一、"升阳散火"解

"升阳散火"法，亦是治疗"阴火"的一种方法。东垣治疗阴火，主要用补中升阳，甘温除热，着重治疗元气之根本，从而解除内热，并杜其产生阴火之源。但亦用甘寒泻火热，这是在甘温药中，配合苦寒坚阴之药，以泻阴火之盛于内，治本而兼顾其标者。若用升阳散火，则是治疗阴火郁于脾土，症见于肌表，用此伸引阳气达表，以散其火郁。这些方法，主治重点略有不同，但基本精神是相同的，即补中升阳，固本保元，并兼顾其标，同时视阴火为害之所及，或从内清，或从外散，因势利导。

所谓火郁于表，即阴火乘脾。脾主肌肉，又主四肢。所以在形气不足，倦怠恶寒的体质，又见躁热发于肌表，四肢发热，肌热，筋骨间热，表热如火燎于肌肤，扪之烙手等症。这是脾胃元气虚弱，中气下陷，不能上行阳道，入于心，贯于肺，充实皮毛，而阴火却反上乘，以致本为荣卫卫外之处，变成阴火充斥之地，其肌表元气之不足，阴火盛于表而又不能发泄者，已经十分明显。

治以升阳散火方法，例如升阳散火汤①。用人参、炙甘草之甘温益气。并用升麻、柴胡、葛根，升引脾胃中清气，上行阳道；亦能引甘温之气味上行，使元气充实皮毛，阳气得卫外而为固，这是治其本者。同时配伍羌活、独活、防风等诸风药，东垣认为，"泻阴火以诸风药，升发阳气以滋肝胆之用，是令阳气生，上出于阴分，末用辛甘温药，接其升药，使大发散于阳分，而令走九窍也"（《脾胃论·脾胃胜衰论》）。实际是，升阳与益气两者配合，成为辛甘温发散之剂，发越脾土之郁遏，亦发越郁于肌表之躁热，使郁者伸而阴火散，亦是"辛以润之，开腠理，致津液，通气"的方法。东垣尝说："阴火上冲，作蒸蒸而躁热，上彻头顶，旁彻皮毛，浑身燥热，……热极而汗出亦解"。这就完全适合运用升阳散火之方法。这一部分，亦是本方的重点用药。佐以生甘草，泻火而缓急迫，对躁热尤宜。更加白芍药，合人参能补脾肺，合甘药能化阴敛阴，参于升阳散火药中，是寓收于散，有制约调节意义，亦是不同于一般辛温解表的区别之点。其实，这种配伍用药，犹如桂枝汤加人参方法，虽然具体用药不尽相同，但辛甘与酸甘相合，又用人参以益气升阳，大法仍是一致的。当然能使荣卫调和，阳道充盛，浮热亦自解。

如其病情基本同上，症状略轻者，《兰室秘藏》有火郁汤②一方，同属升阳散火方法，但用药略轻，可以斟酌用之，同样效佳。

或者认为，元气既虚，躁热外盛，似乎浮阳外越，再用升阳散火方法，不虑其元气欲脱乎？这不必

113

过虑，因为病的根本是中气下陷，而且脾胃都主湿，定有水谷不化精微，反生湿浊，而且有陷下之证。东垣在《内外伤辨》、《脾胃论》中，曾反复交代这个问题，在升阳散火汤的主治文中，亦提出："胃虚过食冷物，郁遏阳气于脾土之中"。这样，用升阳散火，不是恰如其分吗？

亦有人提出，东垣书中认为，"此病多因血虚而得之"，血虚发热，何以能用升阳散火？这是误解。东垣行文，胃病每称"血病"，胃虚亦称"血虚"，他是从《灵枢·经脉》胃足阳明"主血所生病"之论引申而来的。如《脾胃胜衰论》中说："脾胃不足，皆为血病。"又云："胃主血"。因此这里所说"血虚"是指胃虚，即元气不足，元气不足而阴火上冲，不能作血分之虚理解，应该肯定。同时，下文亦有"胃虚"之词，如"胃虚过食冷物"句，就可以进一步得到佐证。

至于张介宾在《景岳全书》中有"升阳散火辨"一文，有人提出是否与此有关？回答是否定的，张氏所讲的内容，是另外一回事，名同实异，与此全无关涉。

附方

①升阳散火汤：见《剖析〈内外伤辨〉的成就》附方⑫。

②火郁汤：升麻　柴胡　葛根各一两　防风　甘草各五钱　白芍药一两　右为末，每服五钱，水二大盏，入连须葱白三寸，煎至一盏，去粗，稍热不拘时候

服。(《兰室秘藏》)

十二、略论东垣的"升阳除湿"法

"升阳除湿"法，亦是东垣治疗内伤脾胃病的一个常用方法。因为在正常情况下，"饮食入胃，阳气上行，津液与气，入于心，贯于肺，充实皮毛，散于百脉"（《脾胃论·脾胃胜衰论》），是"冲气以为和"。假如脾胃虚衰，则阳气不能上行，浊阴反而有余，即水谷不化精微，反生湿浊。脾胃都主湿，阳气不升，则湿胜之病丛生，升阳除湿，即是针对这种病情而设法的。东垣谓"湿能滋养于胃，胃湿有余，亦当泻湿之太过也"（《脾胃论·用药宜禁论》）。

阳气不升，湿胜为患，可以出现许多病症。例如脾虚湿胜的泄泻，见四肢困弱，身重节痛，大便泄泻无度，肠鸣腹痛，小便涩少。脉弱或弦，苔腻舌胖等症。这是中气不足，脾湿下陷，"阴盛乘阳"之变。东垣提出，不能用淡渗分利之剂，因为脾气已经下陷，又分利之，这是"降之又降，复益其阴而重竭其阳也，则阳气愈削，而精神愈短矣，阴重强而阳重衰也。应该用升阳之药，如羌活、独活、升麻、柴胡、防风、炙甘草等味（《内外伤辨》卷中治法已试验者），或升阳除湿防风汤①、升阳除湿汤②等，着重用风药升阳。因为风药气温味辛，其气升浮，具有生发清阳，舒展经络之气的作用。张元素在《医学启源》

中概括之谓"风、升、生。"这里作为主药，使阳气升腾，则浊阴自化；而风药又能胜湿，则阴湿亦自除，而泄泻可止。这是"寒湿之胜，助风以平之，又曰下者举之"的方法（同上见《内外伤辨》），即升阳除湿法（尚有补中升阳治泄泻的，见《论补中升阳法》中，较此多补中益气之药，是重视补益脾虚者）。

又如风湿相搏，身体疼痛之病，有由于脾胃虚弱，阳气不能上行，充实于皮毛，散布于百脉，以致风湿乘虚侵袭所致者。具体病情，又有两种：一种是风湿相搏，一身尽疼。或者肩背痛，项强不可回顾；或者脊痛项强甚剧，腰痛似折，项强如拔，牵强不能活动。这是病在足太阳经，经气被邪所遏，郁而不行所致。当以风药升阳，使阳气升腾于经脉，同时风药又能胜湿，则湿除而经气疏通，其病可愈。方如除风湿羌活汤③、羌活胜湿汤④。假如风湿郁于卫表，经脉之气不通，证见遍身壮热，又骨节疼痛者，可用解表升麻汤⑤，即于前方增用调和气血之品，从而加强升散作用。以上三方用药，都是取羌防独活藁本蔓荆苍术川芎等与升柴甘草配伍，实际是以辛苦温升散药与甘药相合，成为辛甘发散之剂，既能升引脾胃清气上行，亦从而发散卫表，使能微微汗出，祛除风湿之邪，这就是升阳除湿法。

另一种是风湿热合邪，即既有风湿，又见阴火上冲。其证肩背疼痛，并伴躁热汗出，小便数而少等症。这是风湿之邪和阴火俱乘于肺，肺气被郁极甚，气不宣通而身痛，湿热上乘而汗出溲少，病情较为复杂，当用通气防风汤⑥。其方即于升阳除湿法中，再加黄芪人参炙甘草黄柏，甘寒以清火；并用陈皮青皮白蔻仁，理气以宣肺。配合而用，是散火与泻火相合，能泻去风湿与热，则肺气宣通，诸证可解。又如麻黄复煎散⑦证，四肢无力，困倦懒语，周身走注疼痛，躁热汗出，在阴室中则疼痛更剧，亦是风湿而兼阴火者。麻黄复煎散即于通气防风法中再增生地黄，加强泻火作用。尚有拈痛汤⑧，苍术复煎散⑨，羌活苍术汤⑩等，用治肢节疼痛，筋骨强痛，脚膝无力等证，其病情用药，基本与上相同，大法都是升阳除湿，不过因为有阴火，所以配伍甘寒泻火热之药，临床可以参伍运用。

又如治疗夏令湿热痿证。因为湿热气胜，兼挟风证，伤及筋骨，见下肢痿软麻木，心烦短气，身重头眩，小便黄涩等症。东垣认为，这是"已中痿邪"，"湿热乘于肾肝"所致。因为肝主筋，肾主骨，湿热乘之，所以下肢痿软无力。进一步发展，有成为软瘫的可能。治当用除风湿羌活汤⑪。此方用药，包含以下两个部分，即益气升阳与坚阴泻火相合，风药胜湿与甘淡渗利配伍，是保元气，泻阴火，又上下分消其湿者，对时令湿热之邪，是很有针对性的；而最主要者，仍然是升阳除湿。因为升降脾胃之清浊，则阳气上行，荣卫之气调和，而时令湿热之邪，亦无机可乘，当然痿软麻木，亦可随之而愈。这种治法，是符合《素问》治痿独取阳明之旨的。

更有病情基本同上，即夏令湿热大旺，肺金受损，成为"火王金囚"的局面，则寒水绝其生化之源，源绝则肾阴大亏，亦致痿病。腰以下痿软瘫痪，不能行动，扶起行走，亦不能正步，两足欹侧。这种病情，可以看作是前者的进一步发展，即软瘫病。这是湿热较甚而肺肾阴伤，此时治疗，东垣又制清燥汤[12]一方。并明确指出，这是"湿热成痿，肺金受邪"。大法仍然是升阳除湿为主，不过减少了辛苦温药，易以滋肺肾，和脾胃，尤其是用生脉散，清金保肺，治痿病之本源，亦是夏令保元清暑之法，这就充分反映东垣的擅长。

又如治疗鼻病，长期鼻塞不通，不闻香臭，头额昏沉，涕泪眵多。这是脾肺气虚，湿蒙清窍之变。东垣常说："九窍不利，肠胃之所生也"(《素问·通评虚实论》)。亦宜治以升阳除湿法，方如丽泽通气汤[13]。方中用药配伍，以风药升阳，风药胜湿，令元气上出于阳道。更用甘温之药，补益元气，使阳气能够大发散于阳分，走于孔窍，则鼻塞可通。尚有温肺汤[14]一方，其适应证和用药方法，与此相同，不过是较轻一等者。

此外，这种治法，尚有用于头痛，目病，妇女崩漏，带下，以及其他病证等，容在另文加以讨论。

须加说明的，升阳除湿，是内伤脾胃病中的一个常用多用方法，不仅仅是上文所举几例而已。因为脾胃俱主湿，脾虚气陷，即能生湿。因此，升阳除湿法中，升阳又是主要的，阳气能升，则浊阴自降。而风药胜湿，亦是风以散湿，使卫阳充盛于皮毛，微微汗出，则其湿亦自除。有人议论，东垣对于升阳风药用得特别多，似乎偏于风燥。其实，只要明白脾胃内伤的病情变化，偏于气陷，偏于湿胜，则此种升阳除湿用药，是有道理的，颇有针对性的，未可非议。同时，升阳除湿，亦往往伍以甘温益气（反之，甘温益气，亦常配伍升阳除湿药），或者甘寒泻火，这是由于脾胃一虚，则湿寒之胜，或湿热为病，二者变化，常常互相关联，有可分而不可分之势，所以用药必然如此。

附方

①升阳除湿防风汤：见《略论〈脾胃论〉的成就》附方⑥。

②升阳除湿汤：见《略论李东垣的补中升阳》附方。

③除风湿羌活汤：见《剖析〈内外伤辨〉的成就》附方③。

④羌活胜湿汤：见《剖析〈内外伤辨〉的成就》附方④。

⑤解表升麻汤：升麻一钱　柴胡五分　羌活一钱　防风八分　藁本五分　苍术一钱　橘皮三分　甘草七分　当归五分　冬加麻黄不去节，春加麻黄去节，上作一服，水二盏，煎至一盏，去粗，温服。后以葱醋汤发之，得微汗为效。（《兰室秘藏·自汗门》）

⑥通气防风汤：羌活　防风各五分　藁本三分　升麻　柴胡　黄芪各一钱　人参　甘草各五分　黄柏　白豆蔻各二分　陈皮五分　青皮三分　上作一服，水二盏，煎至一盏，去粗，温服，食后。如面白脱色，气短者，不可

服。（《内外伤辨》）

⑦麻黄复煎散：见《〈兰室秘藏〉是东垣学术成就之集大成》附方㉜。

⑧拈痛汤：见《〈兰室秘藏〉是东垣学术成就之集大成》附方㉝。

⑨苍术复煎散：见《〈兰室秘藏〉是东垣学术成就之集大成》附方㉛。

⑩羌活苍术汤：羌活三钱　独活一钱　防风一钱五分　葛根五分　柴胡七分半　升麻　苍术　砂仁各一钱　草豆蔻五分　橘皮六分　黄芪二钱　炙甘草　生甘草　黄柏各五分　知母二钱五分（《兰室秘藏》）

⑪除风湿羌活汤：见《略论〈脾胃论〉的成就》附方③。

⑫清燥汤：黄芪一钱五分　人参三分　炙甘草二分　白术　橘皮各五分　升麻三分　柴胡一分　当归身二分　苍术一钱　猪苓二分　茯苓三分　泽泻五分　神曲二分　黄连　黄柏各一分　生地黄　麦门冬各二分　五味子九枚（《脾胃论》

⑬丽泽通气汤：黄芪四钱　炙甘草二钱　升麻　羌活　独活　防风　葛根各三钱　麻黄不去节,冬月加白芷　川椒各一钱　苍术三钱　上为粗末，每服五钱，生姜三片，枣二枚，葱白三寸，同煎至一盏，去粗，温服，食远。忌一切冷物及风寒凉处坐卧行立。（《兰室秘藏》）

⑭温肺汤：黄芪二钱　炙甘草一钱　升麻二钱　羌活　防风　葛根各一钱　麻黄不去节,四钱　丁香二分　上为粗末，水二盏，葱白三根，煎至一盏，去粗，食后服。

《兰室秘藏》

十三、 东垣治疗麻木八方通论

东垣治疗麻木证，从脾胃气虚立论，是有其特点的。如云："麻者，气之虚也。真气弱，不能流通，填塞经络，四肢俱虚，故生麻木不仁"（《证治准绳·杂病·着痹门》引东垣文）。

在《兰室秘藏》中有更详细的论述。其麻木症状，特点是闭目则作，昼减夜甚，醒而开目，则麻木渐退。这种证候，是反映卫阳气虚，不能行于肌表所致。《灵枢·卫气行》篇云："卫气之行，一日一夜五十周于身，昼日行于阳二十五周，夜行于阴二十五周，……平旦阴尽，阳气出于目，目张则气上行于头"，遍布周身。今卫阳气虚，所以其麻木亦是昼减夜甚，闭目则作，开目渐退。同时，这种麻木，又每呈现"躁作"现象，即躁热发作，麻木亦甚，躁热消退，麻木亦轻，这是因为元气虚者，阴火必然上冲，虚火更伤卫阳，所以麻木又突然发作，伴见烦躁不宁，气息短促，头目眩晕，近火更甚等证。

当然，脾虚则生湿，湿阻则气滞，亦能发生麻木，有类于着痹之证，身体皆重，亦是常见的。湿阻气滞，浊气不降，并能发生醋心嘈杂，饮食减少，腹中气不转运等症。而脾胃虚者，阳虚不能（耐）寒，阴虚不能（耐）热，又每易受到时令寒暑的影响，所以又有

121

兼风寒外感者，兼热伤元气者；以及病情的轻重反复等。以上所述，就是东垣论麻木及其兼夹症的大略，从他所拟的八个方剂中，又颇多理致可寻。

例如补气升阳和中汤①，可以说是东垣治疗麻木的具有代表性的方剂。他明确指出，治疗麻木，"当升阳助气益血，微泻阴火与湿，通行经脉，调其阴阳则已矣"。因此，方中是以补中益气汤为主，补气升阳；配伍白芍，合当归以和血脉。共成"升阳助气益血，……通行经脉"之功。佐以生甘草、酒黄柏，是甘寒以泻阴火，遏其躁作之势。加用苍术茯苓泽泻，健运脾气，上下分消其湿，以治身重。这是他的基本用药。又因为本病例兼有秋凉外客，肺气不宣，时有痰嗽，所以又加草豆蔻佛耳草。草蔻辛温，能助益气药祛寒以温皮毛；佛耳草温肺化痰止咳。这就是补气升阳和中汤的用药配伍方法。

温经除湿汤②，大法与前方相同。但因为此病发于十月霜冷之后，外寒束表，卫阳更虚，麻木兼见恶风寒的表证。因此方中除用基本药品外，又加麻黄羌活独活，加重升阳达表，益气祛寒的作用。外寒遏抑阳气，阳郁则下焦湿热加甚，阴火亦更逆而上冲，所以麻木并见头目眩晕，近火则发等症。其用药亦相应的加重清化湿热之品，如黄连黄柏与苍术猪苓泽泻同用。外寒束表，阴火上冲，必须中焦浊气亦不能下降，出现醋心嘈杂，是易于理解的。这里加用木香神曲，目的就是理气和中，调整脾胃纳化升降之功者，这是温经除湿汤证的大略。

麻黄桂枝升麻汤③证，麻木证候与前相同，不过遍身骨节疼痛，身体沉重，而且饮食减少，腹中气不转运。这是在麻木的同时，有两点病情加重了，一点是外寒更甚，伤及筋骨；另一点是脾胃更弱，运化气滞。所以方中除基本用药外（补中益气汤去柴、归、芍），加麻黄、桂枝、附子，辛热去寒，行痹止痛；又加半夏、厚朴、生姜、木香，理气和中，斡旋气机。这是益气祛寒，理气化滞，补中兼用消散，亦可以说是表里兼顾方法。

神效黄芪汤④，即是补气升阳和中汤的基本用药。浑身麻木，或局部麻木，均可运用。但证候较为单纯，所以用药亦重点突出。黄芪、人参、甘草补益元气，合芍药以和血脉。并佐蔓荆子以升阳，陈皮理气和中。方法清楚，易学易用。这种益气和营，升阳理气方法，东垣尚用治眼科，两目紧小甚效。另有补气汤⑤一方，与此略同，因为麻木证候较轻，用药亦小其制。其证仅在"皮肤间有麻木，乃肺气不行之故。"所以方中用药，仅以黄芪、炙甘草、白芍为主，配伍橘皮、泽泻，补气和经脉，略参理肺祛湿。

除湿补气汤⑥证，麻木在于两腿，而且沉重无力。这是脾虚生湿，湿浊下趋，下陷之势亦转甚。兼见多汗喜笑，口中涎下，语声不出等症，又是湿气下溜，下焦气化不行，阴火逆而上冲。如多汗喜笑，是阴火乘心；口中涎下，是阴火乘脾；身重如山，语声不出，又是热伤元气。因此，其用药方法，补气药减轻了（补中益气汤去参草术），升阳药加重了。升麻用至六钱，配伍藁本苍术（亦重用至四钱），用风药以升阳，

附表：东垣治疗麻

	黄芪	人参	炙甘草	白术	陈皮	柴胡	升麻	当归	白芍	麻黄	羌活	独活	草豆蔻	黄连	黄柏	苍术	猪苓	泽泻	木香	神曲
②温经除湿汤																				
①补气升阳和中汤	〃	〃	〃	〃	〃	〃	〃	〃					〃		〃	〃		〃		
③麻黄桂枝升麻汤	〃	〃	〃	〃	〃	〃		〃					〃		〃				〃	〃
④神效黄芪汤	〃	〃	〃	〃			〃													
⑤补气汤	〃一两		〃一两	〃一两五钱				〃一两五钱										〃五钱		
⑥除湿补气汤	〃			〃			〃六钱	〃								〃四钱				
⑦导气汤	〃八钱		〃八钱			〃	〃	归梢											〃	
⑧人参益气汤	〃八钱	〃五钱	〃			〃	〃	〃												

木八方用药比较　　主治主证和兼证

生甘草	茯苓	佛耳草	生姜	桂枝	半夏	厚朴	黑附子	蔓荆子	藁本	知母	五味子	青皮	红花	主治主证和兼证
生甘草	茯苓	佛耳草												合眼则作麻木；十月后四肢无力（湿热在下焦）；恶风寒（上焦阳气不行）；头目眩晕，近火则有之（阴火上冲）；醋心（浊气不降）
														闭目则浑身麻木；身体皆重（湿气）；烦躁短气（阴火上乘）；时有痰嗽（秋凉在外）
″			生姜	桂枝	半夏	厚朴	黑附子							浑身麻木；心中烦恼；全身骨节疼；身体沉重；饮食减少，腹中气不转运
								蔓荆子						浑身麻木不仁，或头面手足肘背，或腿脚麻木不仁，并皆治之
														皮肤间有麻木（乃肺气不行）
									藁本	知母	五味子			两腿麻木，沉重无力；多汗喜笑，口中涎下；身重如山，语声不出
											″ 120粒	青皮	红花	两腿麻木，沉重
″ 五钱											″ 140粒			两手指麻木；四肢困倦、怠惰嗜卧（热伤元气）

风药以胜湿。因为阳气下陷为甚者，尽管湿胜，不能再用渗利药，否则就是"降之又降"，不符气虚下陷用药大旨，只能用升阳除湿法。同时亦加重了甘寒泻火热之药，如生甘草与知母、黄柏同用。又加五味子以益气保肺。这种用药，与上述诸法同中略异，是升阳与泻火并重，升清降浊，以适应湿胜下陷，郁而生热的病情。

导气汤⑦证，亦为两腿麻木沉重，但病情与上述同中有异，即是以气虚为多，湿热不甚。所以方中用药，不仅小其制，并把益气作为重点了。其方以补中益气汤（去参术，当归用梢）益气升阳，并重用黄芪（八钱）、甘草（六钱），益气的作用更为突出。配伍红花合当归梢，能益气活血，增强"通行经脉"之功。更加五味子益气保肺；青皮、泽泻、行气渗湿。这样，就体现出异气方法治疗麻木的特点了。其实，此法不仅两腿麻木可用，其他属于气虚的麻木亦可用。

人参益气汤⑧，治疗热伤元气而作麻。证见两手指麻木，并有四肢困倦、怠惰嗜卧等证。这是热伤元气，"无气以动"，与湿胜身重者不同。所以其方用药，是斟酌于补中益气和生脉散之间，重用黄芪（八钱）、人参（五钱）、五味子（一百四十个），益元气，保肺气。配伍生甘草以泻阴火。这样，元气旺，阴火降，其麻木亦自除。这种治法，另有其特点，是专重于益气保肺者。

以上八方，在当时来讲，可能是遇到的一些具体病例，不同季节，不同病情，随时处理，随时记录。

现在加以综合分析，就显出它的条理性，气虚的微甚，湿热的多少，季节的不同，病症的轻重等，处处根据病情的主次兼夹，调剂用药，既突出内伤脾胃的重点，而又灵活，富于辨证施治的精神。其最主要之点，正如东垣自己所说："麻木不仁，或在手，或在足，或通身皮肤尽麻者，皆以黄芪、人参、白术、甘草、五味子、芍药、当归、升麻、柴胡之类，随时令所兼之气，出入为方，但补其虚，全不用攻冲之剂"（《证治准绳·杂病》引东垣文）。这就是东垣治疗麻木的特点所在。

十四、 探讨李东垣的活血化瘀法

东垣擅长治内伤病，重视脾胃不足，中气下陷，用补中升阳方法，鼓舞胃气上行，使元气充旺，则内伤之病可以向愈，这是很有成就的，疗效亦是显著的。他又善于运用活血化瘀方法，往往与益气、升阳、泻火等方法相辅而行，使比较复杂的病情，如气虚，并有血瘀者，获得恰当的治疗，从而增进疗效，说明他在临床上是很全面的，亦是灵活多变的，决不局限于一隅之见。但人们很少论及，未免忽略了他在这方面的成就。

兹从以下诸书，探讨他用活血化瘀方法的大略。如在《内外伤辨》、《脾胃论》、《兰室秘藏》、《医学发明》四书中，用活血化瘀方法的方剂，就有六十余首，占四书方剂总数（389 方）的 16％左右。所用活血化瘀药物，有四十多种，如红花、桃仁、当归梢、赤芍、川芎、苏木、丹皮、丹参、桂枝、肉桂、三棱、莪术、姜黄、大黄、干漆、乳香、没药、五灵脂、水蛭、虻虫、红娘、芫青、斑蝥、穿山甲、厚朴、干姜、麝香、花蕊石、自然铜、骨碎补、槐花、地榆、荆芥、红豆、茅花、蒲黄、天花粉、莲花心、棉子、莴苣子、醋、童便等，涉及的面亦很宽，而且有些药物活血破血作用很猛。所治病证，亦有二三十种，如头痛、胃脘痛、胁痛、腰痛、寒喘、衄血吐血、中风、自汗、麻木，夜分发热、泄泻、大便燥结、痔漏、肠澼下血、积聚、食积、䐜胀、消渴、脚气、疠风、痛疖、马刀疮、跌打损伤、从高坠落、妇人经闭、崩漏，以及目赤肿痛、耳痛肿、耳中干结、口齿病等，其适应证亦很广泛。有些病例，如衄血吐血、妇女崩漏等，运用活血化瘀药很大胆，有真知灼见，并且颇有巧思。

最值得研究的，是东垣运用活血化瘀药的各种方法。有人认为，活血化瘀法，就是用活血化瘀药。一般而论，这是不错的。问题是瘀血症的病情，往往非常复杂，有气虚导致血涩，亦有血瘀兼夹气虚的；有气滞血瘀，亦有瘀阻导致气滞的。有血瘀夹湿，有瘀郁化热，亦有寒凝脉涩而血瘀的。又有上部血瘀，多为气逆或阴火上冲所致；下部血瘀，多为阳气或阴血的下陷。更有外伤血瘀，多兼筋骨脏腑的损伤。以及新瘀久瘀，男妇老小的不同等。单纯的瘀血为患，固然是有，可能不是多数，更多的是错综复杂的病情。

东垣很注意于此，从他所列诸方的用药法中，就可以看出，他对于这些问题的处理，是富有实践经验的，可以这样说，东垣运用活血化瘀方法很灵活，用药配伍亦富有特点，兹分述如下。

（一）益气祛瘀

益气祛瘀法。如用清阳汤①治疗风中经络，口眼㖞斜，筋脉紧急之证。其方补益中气、活血祛瘀，合而用之。因为东垣对中风，从气虚立论；而风中经络，又当治其血分。所以药取黄芪、炙甘草、升麻、葛根，益气升阳，使清气上行，温煦经络；其中葛根一味，尤能走阳明经而祛风邪。配伍当归身、桂枝、红花、苏木，养血通络，活血祛瘀。并用酒煎温服，使气行血行，经络通达则筋急得舒，㖞斜能愈。这是他的基本用药。又因为元气虚者，阴火必然上冲，其实亦是风火常相兼化的。火乘心胃，逼液伤阴，见汗多溲数等症，所以又加生甘草、酒黄柏，泻火以坚阴。东垣自述："此药能代燔针劫刺，破血以去其凝结，内则泄冲脉之火炽"。这种经验，益气祛瘀，治疗风中经络，实为李氏首创，富有特点，并为王清任的补阳还五汤打开门径。

又如用调卫汤②治湿胜自汗，其药又同中略异，按照东垣的说法，所谓湿胜自汗，即是湿热逼液为汗。病由脾胃不足，卫气虚弱，阴火上乘，逼液于外所致。因此，药用黄芪、麻黄根、羌活，升阳达表，亦兼止汗；配伍当归梢、红花、苏木，活血祛瘀，与前药相合，能够调和肌腠络脉。这些用药，为益气走表，疏通卫分血气，恢复其开合之常者。因为阴火逼液为汗，亦耗伤肺气，所以又用五味子、麦冬，保肺清金，以滋化源；生地黄、黄芩、甘草，泻火坚阴，以除致汗之因。更佐半夏、猪苓，和胃化湿。这样，可以说是标本兼顾之治了。其实，这里集中益气祛瘀，清火保肺，敛涩化湿诸法于一方，而以益气祛瘀为主，是治疗气虚自汗的一种特殊方法。

更有巧思的是用升阳汤③治溏泄。中气下陷，便溏次多，甚至泄泻，肠鸣溲涩，治以益气升阳，温运脾胃，本属常用方法，但东垣妙在配伍红花一味，与归身相合，养血活血。张仲景谓红兰花酒，治六十二种风，腹中血气刺痛。这里作为益气活血，治疗溏泄，实在是肝脾两调，从气血互根设法，用药别开生面，临床用此法于慢性泄泻的善后调理，屡屡获效。东垣书中，此类方剂很多，拟集中加以分析，再作专题讨论。

（二）理气活血

理气活血法，如用散滞气汤④治疗气滞痞痛之证。据记载，病由忧气郁结而致，其人常常有痞气，中脘腹里微痛，心下痞满，不思饮食，虽食气滞不散，显然病属肝胃不和。药用柴胡、陈皮、半夏、生姜，疏肝和胃，理气解郁；配伍红花，活血化瘀，以和肝络。这是方中主药。又适当佐以炙甘草、归身，调养肝脾气血，亦属治标顾本者。这是肝胃气病的一首好方剂，疏肝和胃又兼理营络，调和气血又伍以活血，使气滞络涩者，获得恰当的处理。假如病情重一等者，兼夹寒凝脉络，气滞甚而血涩亦较甚。据述"因忧气食湿面"而致。即用木香化滞汤⑤治疗。其方于散滞气汤中加草豆蔻、木香、枳实，增强温中祛寒，理气化积的作用；同时改归身为当归梢，加重红花用量，活血化瘀，使气机疏通，络脉宣畅，则痞闷胀痛自解。以上二方，治疗肝胃病，远较柴胡疏肝散为佳，理气顾及和络，香开又不偏于刚燥，颇显出李东垣益气升阳之外，尚别有才能。

尚有丁香烂饭丸⑥，用药更重一等，由理气活血进而为行气破积。治疗饮食所伤，胃寒脘痛，痞坚成积。与以上二方证相较，已从无形之气滞，发展为有形之痞积。所以其方用药，取集香丸之制，丁香、丁香皮、木香、甘松合用，大力辛香行气，温运脾胃；砂仁益智，温肾开胃，消化饮食。配伍香附三棱莪术，破气中之血，血中之气，消坚破积。并且用炙甘草以调和扶持其间。成为温运脾胃，辛通行气，破血消痞之剂，它对饮食所伤，发展为坚积之证者，是一个行消方法。

（三）温阳化瘀

温阳化瘀法，用于肺胃受寒，气虚（气滞）血涩之病。例如麻黄柴胡升麻汤⑦，治疗小儿寒郁咳喘，并见喉鸣，鼻中流清涕，腹满肠鸣等证。据述病在麻疹痘疮中易见，显然是寒郁肺痹，兼有肠胃食积，气滞血涩之病。方中用麻黄、草豆蔻、吴茱萸、升麻、柴胡、甘草，温肺祛寒，升阳达表，使卫阳恢复，肺气得以宣通；复用益智、厚朴、神曲、全蝎，运脾化滞，培土远木，以防变痉。这是肺脾两调，温通气机方法。

131

斑疹影响血分，气滞脉络亦涩，配伍当归梢、红花、苏木，活血化瘀，使气行血行，荣卫调和，肺胃顺降，麻疹痘疹的邪毒亦得以排泄。佐使黄芩一味，坚阴清肺，亦具苦辛通降意义。这种方法是很有深意的，即于温肺祛寒中兼以活血化瘀，不局限于理气，而顾及于血络。目前临床，麻疹肺炎的喘咳，有从此取法的，老年人的慢性支气管哮喘，亦有用此见效的；尽管不一定全用其药，但这种治疗法则，配伍用药，实高明于一般的理肺化痰降气止咳之药。

又如草豆蔻丸⑧治疗胃寒脘痛，遇寒即发，并见痰多沃沫，食不消化，甚至反复出血等证。这是寒伤胃阳，气虚络伤的病情。药用草豆蔻、吴茱萸、益智仁散寒温中；益以补中益气，成为温补中阳方法，以治其本。配伍姜黄桃仁僵蚕，活血化瘀，参以止血。则温阳通络，又为胃病久痛入络的理想方法。并佐半夏、青皮、麦曲、泽泻，和中化滞，则更臻全面，合成温中通络之剂。此病此法，亦是临床上所常见而且多用者。叶天士有名的胃痛治络方法，李东垣在此早已开其端。

（四）凉血活血

凉血活血法，如凉血地黄汤⑨治疗妇人血崩，病由阴虚火旺，迫血妄行而致者。其方用生地、黄芩、黄连、知母、黄柏等，大队苦寒之药，坚阴泻火，凉血止血；合以升阳风药，升清举陷，急挽血崩陷脱之势。这是凉血而又升举之，急救其标。同时配伍川芎、红花等，活血化瘀，使止血而不致于留瘀，升阳又能调和荣卫气血，考虑很为全面。

又如泻血汤^⑩治"热入血室"之证，其病不在表，亦不在里，而在经络。很像叶天士所讲的热入血络的病情。其证发热，昼轻夜重，有时而发，有时而止。既无恶寒，大小便亦如常，就是夜热不退。东垣认为，"这是杂证，当从热入血室而论之"。因此，其方用生地、防己，合蒲黄、丹参、桃仁，凉血清热，活血化瘀，这是主药。同时用熟地、当归、甘草配伍柴胡、羌活，养血升阳，从血络以透邪外达。总之，这是凉血化瘀、养阴透邪的首创方法，亦为温病后期，邪恋营络，养阴清热的青蒿、鳖甲汤和曹仁伯的瘀热汤等，打开了法门。

（五）升阳活血

升阳活血方法，重点是升举下陷的阳气，同时配伍活血化瘀之药。治疗妇女经血暴崩，或经水漏下不止，病情属于阳气不升，气不帅血所致者。例如柴胡调经汤^⑪，用升麻、柴胡、羌活、独活、藁本、葛根、苍术等大队升阳除湿之药，以急挽经水下陷之势；同时配伍炙甘草、当归身、红花，养血活血，调理经脉。又如全生活血汤^⑫，治疗病情更见急重，血下脱而阳上冒，出现昏冒不省人事之证。方中加重了以上两组用药，升阳增加防风、蔓荆、细辛，是升阳兼以温经；养血化瘀用红花四物；并佐生地黄以坚阴清虚火。与前方相较，总的方法相同，是"下者举之"，使清气上升，阳能摄阴；而又活血化瘀，使血止亦不留瘀。这是治疗崩漏的急切措施，亦是有别于一般的止崩用药。

133

（六）养血活血

养血活血法，如通幽汤⑬、润燥汤⑭，治疗大便坚燥秘结。其方以当归身、熟地、麻仁、炙甘草、升麻与桃仁、红花等配伍，是养血润肠与活血化瘀同用。润以濡其燥，使肠道干涩枯涸者得以润滑通降；而活血化瘀药，又能调和络脉，使干劲皱揭者得以润活。合而用之，则大便之燥结者，能够顺流而下。但前方调槟榔末，后方用大黄，其通地道虽是一致的，而一破气，一破血，与活血化瘀药相配，其作用和方法，又有所细别，临床运用时宜加选择。佐以生地黄、生甘草，是滋水泻火，除其致燥之源者。

（七）活血逐瘀

活血逐瘀法，是用药更重一等者。这里又有两种情况：一种是破血消癥，如增味四物汤⑮，治疗妇人血积，以及其他癥块瘀血。方中用四物汤配伍棱莪干漆肉桂，其养血活血，尤其破瘀消积，作用很为突出；而且诸药合用，能统治新久瘀血，这是它的特点。

另一种是用于跌打损伤，坠伤疼痛等证，如复元活血汤⑯、乳香神应散⑰。前方以瓜蒌根、当归、桃仁、红花，并加穿山甲、大黄，是活血破瘀，兼清瘀热。又因为"恶血留于胁下"，所以配伍柴胡、甘草，更能理肝气，疏肝络，引药归经，加强疗效，使瘀伤疼痛，得以缓解。后方用乳香、没药、黑豆、栗子、桑白皮，去伤续断，活血止痛；再加麝香，则走窜破血止痛的疗效更著。又因为坠伤疼痛不可忍，腹中亦疼痛，不仅血瘀，亦已伤气，用药偏重走窜，有走而不守的顾虑，所以配伍破故纸一味，一方面能温通止痛，另一方面亦是寓涩于通，寓守于走，使破血止痛，不致于元气散脱者，这是有制之师。总之，两方的用药路子是基本相同的，除如上述分析外，尚有一个同中之异，即一者偏于清润，一者偏于温散；一者重点在肝，一者顾及于肾。了解此中异同，则病情用药，亦就全盘在握了。兼有二者之长，而作用更捷者，尚有当归导滞散^⑱一方。治疗暴伤暴痛，伤处红肿青暗，神情疼痛昏闷，兼之大便不通。药用大黄为主，用量独重，配伍当归、麝香，并用热酒行之。其破血逐瘀，去伤止痛，暴病急攻，是最理想的方法。

（八）止血活血

止血活血法，是于止血法中寓以活血药，方如立效散^⑲。治疗妇女血崩不止，作为急救措施。药用莲花心、白茅花、白棉子止血，尤其白棉子有很佳的止血作用，急则治标。配伍当归、红花，养血活血，兼消瘀血，这是寓通于涩，使血止而不留瘀的典型用药。并且全方制成炭剂，增强收敛止血功效；又以血竭或麝香为引，黄酒调服，径走血分，加速发挥作用，这是颇符急救要求的。但须预为制备，以便不时之需。

此外，尚有活血化瘀与攻下法同用，治疗积聚、妇女经闭等证；与逐水法同用，治疗脚气上冲；与养阴生津法同用，治疗消渴等，活法很多；即如上述各种方法，亦不局限于书中所指的方证，可以推广运用。从此可知，东垣在这一方面亦有很多成就，留给我们的经验是很宝贵的，可作专题研究，整理总结，推广运用。

附方

①清阳汤：黄芪二钱　炙甘草一钱　升麻　当归身各二钱　葛根一钱五分　桂枝　红花各一分　苏木　生甘草各五分　酒黄柏一分　上为粗末，都作一服，酒三大盏，煎至一盏二分，去粗，稍热服，食前。服讫以火熨摩紧急处而愈。夫口㖞筋急者，是筋脉血络中大寒，此药以代燔针劫刺，破血以去其凝结，内则泄冲脉之火炽。（《脾胃论》）

②调卫汤：黄芪　麻黄根各一钱　羌活七分　五味子七枚　麦门冬三分　当归梢五分　苏木　红花各一分　生地黄三分　生黄芩　生甘草　半夏各五分　猪苓二分（《脾胃论》）

③升阳汤：黄芪三钱　甘草二钱　橘皮　柴胡各三分　升麻六分　当归身　益智仁各三分　红花少许（《脾胃论》）

④散滞气汤　柴胡四分　陈皮三分　半夏一钱五分　生姜五片　红花少许　炙甘草一钱　当归身二分　上为粗末，都作一服，水二盏，煎至一盏，去粗，稍热服，食前忌湿面酒。（《脾胃论》）

⑤木香化滞汤：柴胡四钱　橘皮三钱　半夏一两　草豆蔻仁五钱　木香三钱　炒枳实二钱　炙甘草五钱　当归梢二钱　红花五分　上为粗末，每服五钱，水二大盏，生姜五片，煎至一盏，去粗，稍热服，食远。忌酒湿面。（《内外伤辨》）

⑥丁香烂饭丸：丁香一钱　丁香皮三钱　木香一钱　香附五钱　甘松　砂仁　益智仁各三钱　京三棱　莪术各

一钱　炙甘草三钱（《内外伤辨》）

⑦麻黄柴胡升麻汤：麻黄　草豆蔻仁各一钱五分　吴茱萸二分　升麻半分　柴胡　甘草各一分　益智仁一钱五分　厚朴二分　神曲半分　全蝎二个　当归梢一分　红花少许　苏木半分　生黄芩一分　上为粗末，分作二服，水一大盏，煎至七分，稍热食远服。忌风寒，微有汗则效。（《兰室秘藏》）

⑧草豆蔻丸：见《重订东垣四时随病用药加减法》附注⑭。

⑨凉血地黄汤：生地黄五分　黄芩一分　黄连三分　知母　黄柏各二分　甘草一钱　升麻　柴胡　羌活　防风各三分　荆芥穗　蔓荆子各一分　藁本　细辛　川芎各二分　红花少许　当归五分（《兰室秘藏》）

⑩泻血汤：见《〈兰室秘藏〉是东垣学术成就之集大成》附方㊾。

⑪柴胡调经汤：柴胡七分　升麻五分　羌活一钱　独活　藁本各五分　葛根三分　苍术一钱　炙甘草　当归身各三分　红花少许（《兰室秘藏》）

⑫全生活血汤：炙甘草　柴胡各二钱　升麻三钱　葛根　羌活　独活　防风各二钱　藁本一钱五分　蔓荆子　细辛各五分　红花三分　熟地一钱　川芎一钱五分　当归身二钱　白芍药三钱　生地黄一钱　上为粗末，每服五钱，水二盏，煎至一盏，去粗，食前稍热服。（《兰室秘藏》）

⑬通幽汤：当归身一钱　熟地黄五分　炙甘草一分　升麻　桃仁泥各一钱　红花一分　生地黄五分　右都作一

服，水二大盏，煎至一盏，去柤，调槟榔细末五分，稍热食前服之。（《兰室秘藏》）

⑭润燥汤：熟地黄　麻仁　大黄_煨　当归梢　桃仁泥_{各一钱}　红花_{五分}　升麻　生地黄_{各二钱}　生甘草_{一钱}（《兰室秘藏》）

⑮增味四物汤：当归　熟地黄　芍药　川芎　京三棱　莪术　干漆_{炒燥，烟尽}　肉桂_{各等分}　上为粗末，每服五钱，水二大盏，煎至一盏，去柤，食前稍热服。（《兰室秘藏》）

⑯复元活血汤：柴胡_{半两}　瓜蒌根　当归_{各三钱}　红花　甘草　穿山甲_{各二钱}　桃仁_{五十个}　大黄_{一两}　上剉如麻豆大，每服一两，水一盏半，酒半盏，同煮温服，以利为度。（《医学发明》）

⑰乳香神应散：乳香　没药　雄黑豆　桑白皮　独科栗子_{各一两}　破故纸_{二两，炒}　上为细末，每服半两，醋一盏，煎至六分，入麝少许，去滓温服。（《医学发明》）

⑱当归导滞散：川大黄_{一两}　川当归_{一分}　麝香_{少许}　上三味，除麝香另研外，为极细末，入麝香研匀，每服三钱，热酒一盏调下，食前。内瘀血去，或骨节伤折，疼痛不可忍，以定痛接骨紫金丹治之。（《医学发明》）

⑲立效散：莲花心　白棉子　茅花　当归　红花_{各一两}　上剉如豆大，白纸裹定，泥固，炭火烧灰存性，为细末。如干血气，研血竭为引，好温酒调服。如血崩不止，加麝香为引，好温酒调服。（《兰室秘藏》）

十五、 东垣益气活血方药分析

李东垣善于运用补中益气方法，这是由于他确切掌握了内伤脾胃，元气不足的基本病情；同时亦由于他对此病有深刻的认识，熟悉它的发展变化规律，"寒热温凉皆有之，其为病也不一"，所以又有许多随病用药的方法。其举大者，如甘温益气与苦寒泻火的配伍，补中升阳与散火、除湿的配伍，益气与理气的配伍，益气与活血化瘀的配伍等，真是权衡在握，活法无穷。这些方法，已为人们所熟悉，亦为临床所常用。尤如益气活血法，东垣是有独到成就的，其常用方药，亦颇堪取法，试重点分析如下。

（一）治疗胃痛

用益气活血法治疗胃痛，属于脾胃素虚，痛久络伤的病情。这种病证，脾胃气虚，常为病本；而秋凉冬冷，客寒犯胃，经脉绌急，又往往成为发病的诱因。

其发病，常见大恶风寒，鼻息不通，额寒脑痛，涎唾多，泛清水，甚至呕吐飧泄，吐血或黑便，四肢厥冷。而脘痛每引及两胁作胀，腰背相引而痛，有时腹中亦痛，欲得喧暖，温按稍减。舌有紫气等证。

东垣治以草豆蔻丸[①]，方中用辛温药以祛寒，理气药以止痛，这是一般方法。但同时用补中益气（补中益气汤方去术、升）补脾胃，升阳气；合以姜黄、桃仁、僵蚕活血化瘀，疏通络脉，这就反映他的擅长了，可以说是首创的用益气活血方法治疗胃痛。在此还有深意，益气药能补卫达表，可以增强辛温药的御寒通阳作用；活血化瘀药，亦能协同温中药增进和营止痛之功；而且僵蚕还有止血作用。这种用药配伍，是扶正与祛邪，理气与活血多方面兼顾的理想方法，颇宜于久痛络伤的胃病（可与《探讨李东垣的活血化瘀法》一文互参）。

又如麻黄豆蔻丸②，治疗客寒犯胃，心胃大痛不可忍。这是寒郁胃阳，气滞不行，络脉绌急之较甚者。此方与草豆蔻丸相较，基本方法是类同的，但增加了辛温理气之品，并变换了活血化瘀之药，目的是加强祛寒解表，理气活血的作用。所以前者取麻黄、荜澄茄、厚朴、木香、砂仁等同用，后者以苏木、红花为伍，这种用药，可以看作是病情较重一等，于前方的基础上加味方法。

（二）治疗咳血吐血

用益气活血方法治疗咳血吐血，是属于"气不摄血"之证。常见反复出血，血量或多或少，血色或鲜或淡或紫。形神疲乏，畏寒喜暖。纳谷尚可，但饮食不为肌肤，形体日瘦，时见便溏。脉虚苔薄等证。

治以补气摄血方法，使血有所统，这是常法。但止血易于留瘀，留瘀又易反复出血，亦是常见的病情。东垣用益气为主，参以活血，很有巧思，例如救脉（肺）汤③，其用药即于补中益气汤中，以苍术易白术，加熟地、白芍，补气生血；同时配伍归尾、苏木，活血化瘀，又能疏通络脉，止血而不留瘀，无后遗之患。

这种方法，是以益气摄血为主，并寓消于补，寓通于涩，约束血液循行于经脉的妙法。前人尝说"见血休治血"，其于出血虚证，尤宜注意。这里益气活血，不止血而血自止，可以说是开其先河者。

（三）治疗头痛

头痛是个常见病，但病情较为复杂，如属于气虚血涩，而又"阴火"上冲者，东垣每每治以益气活血方法。

这种头痛，平时常感头额昏闷，劳动烦恼，即作头痛。躁热短气，躁作则头痛更著。欲得温裹，捶击亦舒。四肢怠惰，胃不欲纳，口不知味，大便时溏，尤其不能冷食。明显是脾胃不足，气虚血涩，而又阴火上冲，则脉络更阻，所以发生头痛者。

方用人参益胃汤④，是具有代表性者。其方即以补中益气汤为主，补脾胃，升阳气。配伍当归梢、红花，活血化瘀，疏通络脉。使清阳上升，络脉调和，则头痛自止。同时又加黄芩，坚阴清火，以治燥热；苍术半夏益智，和中化湿，调理肠胃，考虑是很周到的。

又如清上泻火汤、补气汤（《兰室秘藏·头痛门》之治头痛，亦属类同方法，以益气活血为主。不过，清上泻火汤证，成因不同，属于热厥头痛。虽在冬天大寒，犹喜寒风，其头痛则愈；微来暖处，或见烟火，其痛复作。这是有其特点的，即气虚络涩之体，而阴火上冲为剧，几乎有本虚标实之势。所以其方用药，在人参益胃汤的基础上，加重了两组药：一组是荆蔓羌防藁辛，升阳散火；另一组药是芩连知柏生草生地，坚阴泻火。这可以看作是标本兼顾者，而就其所加药味之多，用力之大，又具有急则治标意义。至于补气汤，是清上泻火汤证好转后的善后方，所以小其制，仅用升柴芪草归身红花六味，益气活血，调和络脉，巩固疗效。这种方法治疗热厥头痛，是颇具东垣用药特色的。

尚有温卫补血汤⑤（《兰室秘藏·妇人门》）一方，治疗病兼外寒，头痛头眩，项脊强痛；又见耳鸣，鼻不闻香臭，口不知谷味，气机不快；特别四肢困倦，行步欹侧，发脱落等证。其用药亦属上述方法，即于补气升阳中，加用吴茱萸、丁香、藿香、苍术，祛寒化湿；并加桃仁、丹皮、葵花、王瓜根等，活血化瘀，通络止痛。这种用药，就与一般的外寒头痛，有所不同。

（四）治疗表虚自汗

以益气祛瘀治疗自汗，是为气虚血瘀之病，兼见自汗、盗汗而设者。这种病情，其本是元气不足，不能温分肉而肥腠理，卫气不能卫外。而元气虚者，又易导致阴火上冲，逼液外泄，就形成自汗不止，亦有为盗汗者。自汗不止，则气虚阴亦虚，荣卫失于煦濡，络脉必然聂辟（皱瘪）；更有阴火加之，血涩血瘀之变，当然相应而致。这就是此病的基本病理变化。

东垣治以调卫汤⑥，方用黄芪羌活麻黄根，升阳达表，亦兼止汗。配伍生甘草、生黄芩、生地黄，甘寒泻火热，又有养阴生津作用，合而用之，调卫而泻火。同时运用当归梢、红花、苏木，活血祛瘀，疏通络脉，与升阳达表为伍，能使荣卫气血运行，从而恢复皮毛开合之常。阴火耗元气，亦更能伤肺，所以又用五味子、麦冬，保肺清金，以资化源。而与黄芪、羌活相合，具有辛甘和阳，酸甘化阴的作用，于此种自汗盗汗，更为有益。东垣认为，汗多亦属湿胜，所以方中又有半夏、猪苓二味，和胃化湿。配合成方，是具有内伤脾胃特点的治疗自汗方法（可与《探讨李东垣的活血化瘀法》一文互参）。

（五）治疗疮疡

外科疮疡病初起，一般运用消散方法，其病即已。但有邪留络脉之中，血气凝泣不通，而又荣卫元气虚弱者，其邪不能外达，每每成为半阴半阳症，病日迁延。此时治疗，必须益气活血，通其荣卫，托邪于外，才能消肿散结。

例如内托（托里）荣卫汤⑦（《医学发明》），主治痈疖结硬作痛，不能消散，即是用此急发其汗，通其荣卫者。方中以黄芪、人参、炙甘草、柴胡、羌活、防风、苍术、当归身同用，益气升阳，达表发散；同时配伍桂枝、红花、连翘、黄芩，活血化瘀，清火散结。合而成方，便为一种消托兼备的灵活方法，亦是很具代表性的方剂。

又如黍粘子汤⑧，治耳内痛生疮；消肿汤⑨，治马刀疮；白芷升麻汤⑩，治大肠经分出痈等（以上三方均见《兰室秘藏·疮疡门》），都是一个路子。即用黄芪、炙甘草、柴胡、升麻、白芷、桔梗等，益气升阳，达表发散；配伍桃仁、红花、当归梢、苏木等，活血化

东垣学说论文集

方剂	黄芪	人参	甘草	陈皮	柴胡	当归	桃仁	姜黄	草豆蔻	吴茱萸	半夏	益智	荜澄茄	木香	青皮	厚朴	砂仁	神曲	麦曲	泽泻
①草豆蔻丸																				
②麻黄蔻丸	〃		白术/术	升麻		红花	苏木	麻黄	〃	〃	〃	〃	荜澄茄	木香	〃	厚朴	砂仁	〃	〃	
③救脉汤	〃	〃	〃	〃	〃	归梢	〃													
④人参益胃汤	〃	〃	〃	〃	〃	〃	〃	〃					〃	〃						
⑤温卫补血汤	〃	〃	〃	〃	〃	归身			〃		〃									
⑥调卫汤	〃					归梢	〃	〃	麻黄根		〃									猪苓
⑦内托荣卫汤	〃	〃				归身 〃			桂枝											
⑧黍粘子汤	〃		〃			归梢	〃	〃	〃											
⑨消肿汤	〃		〃		〃	〃	〃													
⑩白芷升麻汤	〃		〃		〃	〃	〃		中桂											
⑪升阳举经汤	〃	〃	〃	〃		当归	〃	〃	肉桂											
⑫清阳汤	〃		〃		〃	〃	〃		桂枝		〃									

血方药分析　　　　　　　　　　主治病证

僵蚕	生甘草	苍术	熟地	白芍	黄芩	生地	黄柏	丹皮	地骨皮	王瓜根	葵花	丁香	藿香	羌活	麦冬	五味子	连翘	防风	昆布	蒲黄	龙胆草	黍粘子	黄连	桔梗	白芷	主治病证
僵蚕	生甘草																									胃脘痛
																										胃脘痛
		苍术	熟地	白芍																						咳血吐血
		〃	〃		黄芩																					头痛
		〃	〃			生地	黄柏	丹皮	地骨皮	王瓜根	葵花	丁香	藿香													头痛
		〃	〃			〃	〃							羌活	麦冬	五味子										自汗
		〃	〃			〃	〃										连翘	防风								痈疖
		〃				〃	〃										〃		昆布	蒲黄	龙胆草	黍粘子	黄连	桔梗		耳内生疮
										瓜蒌根							〃						〃	〃		马刀疮
		生酒芩	〃														〃								白芷	痈
		〃	〃			生地〃							独活	藁本			〃				附子	细辛	川芎			血崩
		〃											葛根				〃									中风

145

瘀，疏通经脉。内托与消散同用，治疗以上诸证。这种内托消散方法，用药路子清楚，配伍亦有常法，益气活血，能使荣卫通利，正胜而邪达。治疗疮疡不消，势有转阴之虑者，颇有疗效，在东垣书中，有很多成功的记载。

（六）治疗妇女崩漏

又如用益气活血法治疗妇女血崩，经水暴崩不止，尺脉空虚，四肢厥逆，冷汗自出；但又上见浮阳，眼目泛红，时自烘热，口或作渴。这是真寒假热之象，气血俱从下脱，有阴血去而阳气亦亡之危。法当"温之、举之、升之、浮之、燥之"，大剂升浮血气，回阳以救急。

东垣用升阳举经汤[⑪]，方中重用补中益气汤（去陈皮、升麻、人参应用别直参），守住中焦元气，使生化之源不致竭绝。又用附子、肉桂、细辛，温通命门阳气，急救亡阳之危，并使阳能摄阴者；更用防风、羌活、独活、藁本，升阳升清，增强其升举下陷之功，这些是主药。同时配伍桃红四物，是在益气回阳的基础上，补气生血，填补气血之虚脱者；而且又活血化瘀，使血止而不留瘀。总之，这里用药重点在三个方面，即益气升阳，回阳救逆，又补血活血。这是用于暴崩救急的一种方法。

此外，益气活血方法，还用于治疗中风邪留经脉之证，例如清阳汤[⑫]；气虚麻木之证，例如导气汤。均在前文论及，不再重复。

综上所述，可以看出，东垣善于运用补中益气法，而气虚血涩者，又善于配伍活血化瘀药，组成益气活血方法，使比较复杂的病情，得到恰当的治疗。这种用药，充分反映他的擅长和特色。

十六、 东垣又善运用理气法

李东垣善于运用补中益气，这是因为他确切掌握了内伤脾胃，元气不足的病情。特别他把元气与真气相提并论，认为是名异实同，如云："真气又名元气，乃先身生之精气也，非胃气不能滋之。……胃者，十二经之源，水谷之海也。平则万化安，病则万化危"（《脾胃论·脾胃虚则九窍不通论》）。如此，则内伤脾胃之病，运用补中益气方法，就显得更为重要。

他又善于运用理气方法，如行气散滞，破气降逆等。"盖脾胃不足，不同余脏，无定体故也"。治疗方法，亦"不可一例而推之，不可一途而取之，……毫厘之失，则灾害立生"。因此，内伤不足之病，既有他的主病主证主法，亦应随病加减用药。主法为补中益气，必要时兼用理气方法，亦就很容易理解了。

东垣认为，饮食失节，寒温不适，皆能损伤脾胃，而喜怒忧恐，劳逸过度，亦必损耗元气；特别是心生凝滞，七情不安，则气郁神离，阴火大盛，为害亦很大。因此，理气解郁，安养心神，亦就非常必要。在东垣书中，有顺气、通气、导气、化滞、散滞、破滞、

147

消痞、失笑等许多方剂。《兰室秘藏》中复有《心腹痞门》，《医学发明》有《膈咽不通四时用药法》、《脾胃论》中更有《安养心神调治脾胃论》等，都是为调理气机设法的，亦可以从而看出，东垣对此的重视程度。这里简举数例，以示大略。

例如升阳顺气汤①，就是益气与理气兼用者，可以看作是内伤病用理气药的示范方法。其主治病证，是从饮食不节，劳役所伤而来。常见腹胁满闷，短气。遇春则口淡无味，遇夏虽热，犹有恶寒。饥则常如饱，不喜食冷物。明显是脾胃气虚，但又气机郁滞。因为脾胃气虚，则清气不能上升，而脾湿下流，阴火又易上冲。这样，升清降浊之机失常，上下之气格而不通，所以证见腹胁满闷，胸膈不通。这是内伤气滞的常见变化，亦是临床所谓中虚而又湿阻气滞的病情。

其方用药，是从补中益气汤化裁。以补中益气汤，补中升阳，先治其本，去白术，盖嫌其呆守壅滞，有妨于气机之流畅。加用半夏、草豆蔻、神曲和黄柏，即是辛开苦降，流通气机，而又和胃助运者。其中黄柏之苦寒，更能于益气升清中泻阴火，降浊阴，有助于交泰气机，恢复脾胃升清降浊之常。这种理气方法，是富有脾胃论病的特点的，不同于一般理气之方的用药。

能够了解此方的用意，则于补中益气汤证心下痞闷加黄连；心下痞，中寒者，加附子、黄连；如胸中气滞，加青皮、陈皮；如气滞太甚，或补药太过，或病人心下有忧滞郁结之事，更加木香、砂仁、白豆蔻，与正药同煎等（以上均见东垣用药加减法），其理亦就不言而喻了。

了解此方用意，则于膈咽不通，食饮不下，胃脘当心而痛，上支胁肋之证，用草豆蔻丸②或吴茱萸丸③等，亦于理可通了，实际都是类同的配伍方法，不过在用药上略有出入而已。

又如散滞气汤，可以说是调理肝胃气机的良方妙法。其病是因于忧思郁结，气机痞塞，即情怀抑郁之病。证见脘腹气滞，微微作痛，心下痞闷，不思饮食，虽食而谷气不消，常常有痞闷之感。这种病证，临床很多见，是忧郁伤肝，失于条达，木横侮土，胃失和降肝胃两病。即使不因忧郁，在多种肝病的某一阶段，亦可出现这些证候。其方用药，以疏肝和胃，理气解郁之品，配伍养肝缓急，活血和络之味，流通气机，又兼顾其本。而且轻清灵动，很适宜于气滞郁结，肝胃不和的病情。目前临床是很常用的，但不一定都了解这是李东垣所首创。

又如木香化滞汤，治疗同样证候，但药多木香、草豆蔻、枳实三味，这是增进了苦辛通降的作用，理气和胃之功加强了。《兰室秘藏》又名之为消痞汤，可以看作是前药的加味方（以上二方证可与《探讨李东垣的活血化瘀法》一文互参）。

又如失笑丸④，一名枳实消痞丸，亦是临床常用的理气方法。其方消补兼施，苦辛通降，调理脾胃气滞者。其病常见心下虚痞，恶食懒倦，而且右关脉弦。这是中焦气虚，而又湿阻气滞，虚中夹实之证。所以药用四君子汤，健脾益气。配伍黄连、干姜与枳实、厚朴，双重用药，增进辛开苦泄的作用。并加夏曲麦面调和脾胃，消化饮食。这样就成为标本虚实兼顾之法，亦是理气消痞的稳妥用药。东垣指出，此方能消痞，开胃，进饮食，用于临床，是信而有征的。

另有消痞丸⑤、黄连消痞丸⑥二方，主要方法与失笑丸基本相同，但用药以芩连枳术四苓为主，是调理脾胃，清化湿热，略偏于祛邪者。所以其适应证，前者是"心下痞闷，一切所伤，及积年不愈者"；后方为"心下痞满，壅滞不散，烦热喘促不安"。明显是湿热阻滞气机，脾胃因而不和，邪实证实，重点在于辛通苦降，分消湿热，以除痞满。它与失笑丸又有同而不同之处，反映药随病转的灵活精神。

至如槟榔丸⑦，又是破气方法。其方用槟榔、木香、陈皮，理气破滞，和胃降逆。配伍人参、甘草，扶正缓中，寓补于消，使破滞而不伤胃气，和胃又得以顺降者。这是《济生方》四磨饮的变通方法。

方剂重一等者，有破滞气汤⑧，此方与前方比较，功用相同，但两组药加重了。一组是破滞降气药，集中了辛香苦温药有十味之多，发挥协同作用，其力量之强，可想而知；另一组是益气补中药，亦配齐了四君子汤。但后一组药，仍然是为了更好地发挥前一组药的作用而设，从方名"破滞气汤"，就已突出了这一点。方中颇有意思的是两味药，即一味桔梗，是于破滞降逆之中，配伍升浮之用，这是欲降先升的道理，升已而降，升降同用，能使阻滞痹着的气机，得以松动；同时，亦使降气的作用，从上至下，一齐流通。另一味是白术，于大队辛香走窜药中，配伍守补之药，寓守于走，寓涩于通，可以防止香药的辛散走窜，径情直往而无所控制，成为有制之师；而且白术守脾，尚有助于香药的从中土以转运，旁通四达，所谓"执中州以运四旁"。这种用药方法，是苏合香丸配伍意义的进一步发挥。总之，两方的适应证，都是气机郁滞，心腹满闷，气逆上撑，不欲饮食，不过病情用药，有轻重之异。东垣列之于饮食所伤和中满腹胀门中，即可以得其要领，都是破滞消积为主者。

《脾胃论》尚有和中丸⑨一方，用木香、槟榔、厚朴、枳实、陈皮、半夏、白术、炙甘草，生姜自然汁和丸（《内外伤辨》多人参一味，名白术和胃丸）。显然亦是破气方法。但云："治病久虚弱，厌厌不能食，而脏腑或闭或溏，此胃气虚弱也。"慢性脾胃虚弱证候，用此作为调理方法，并名之曰"和中"，曰"和胃"，似乎药病不侔，病缓而药峻。殊不知这正是重药轻投，久病缓消，不同于一般的破气方法者。观其用药为丸剂，每服仅梧桐子大三五十丸，并郑重提出，"常服则和中理气，消痰去湿，厚肠胃，进饮食，"就可以知其大略。临床常常有这种情况，把药物与病情看作是一个呆板的公式，急病就急攻，而欲速往往不达，但改弦易辙，徐而取之，却缓者可以济急。这种例子是不少见的，东垣颇有实践经验，在此作了启示。

以上方剂，仅是几个举例，不能概括东垣所有的理气方药，但亦可以从此看到，东垣之用理气方药，有与益气药同用的，有与活血药同用的，有与消痞药同用的，有与清化湿热药同用的，甚至径与破气，而破气药又有等差，可见他是处处辨证用药，并不局限于一隅之见。

有人议论，东垣理气，喜用辛香苦燥之药，虽然具有流通气机作用，但能不考虑耗气伤阴，反增其病？这的确是个问题。气滞之病，属于肝胃两经者多，滥用香燥，肝阴胃津，必然受到损伤，旧病未已，新病复起，不能不加倍注意。不过，内伤脾胃之体，气虚易生寒，化迟易生湿，湿邪下陷，又易引动阴火，在这种情况下，东垣的用药，辛香悦脾，苦温燥湿，燥湿又可以培土镇摄阴火，还是有他的实践意义的。特别他的用药，有时尽管品味较多，较猛，但用量都很轻，而且他在用药之时，亦非常细心，如在补中益气汤加减法中云："胸中气壅滞，加青皮；如气促少气者，去之"。又云："如胸中气滞，加青皮，并去白橘皮倍之，去其邪气。此病本元气不足，惟当补元气，不当泻之"等，能够全面加以了解，他自有独到的用药法度，亦就不必顾虑多端了。

尤有妙者，东垣对忧郁气滞的处理，实在值得玩味。他认为情怀抑郁之病，固然需要医药，但不能徒恃药物，草木药石，有情亦无情，而"善治斯疾者，惟在调和脾胃，使心无凝滞，或生欢忻，或逢喜事，或天气暄和，居温和之处，或食滋味，或眼前见欲爱事，则慧然如无病矣，盖胃中元气得舒伸故也"（《脾胃论·安心养神调治脾胃论》）。这就是他的功力超人之处，亦是成为医学大家之所在，并非一般见解所能加以衡量者。

附方

①升阳顺气汤：见《剖析〈内外伤辨〉的成就》附方⑩。

②草豆蔻丸：草豆蔻煨，取仁　枳实炒黄　白术各一两　大麦芽面炒黄　半夏　神曲炒黄，各五钱　干生姜　橘皮　青皮各二钱　黄芩五钱　炒盐五分（《内外伤辨》）

③吴茱萸丸：吴茱萸　草豆蔻仁各一钱二分　橘皮　益智仁各八分　青皮　木香各三分　大麦芽一钱五分　半夏一钱　泽泻　白僵蚕　姜黄各四分　黄芪　人参　升麻各八分　柴胡四分　炙甘草　当归身各六分（《医学发明》）

④失笑丸：见《〈兰室秘藏〉是东垣学术成就之集大成》附方⑧。

⑤消痞丸：见《〈兰室秘藏〉是东垣学术之集大成》附方⑦。

⑥黄连消痞丸：即于前方去人参、厚朴、砂仁、神曲，加茯苓。

⑦槟榔丸：槟榔　木香各二钱　陈皮五钱　炙甘草一钱　人参二钱（《兰室秘藏》）

⑧破滞气汤：见《〈兰室秘藏〉是东垣学术成就之集大成》附方⑤。

⑨和中丸：槟榔四钱五分　木香二钱五分　枳实炒，三钱半　厚朴　半夏各一两　陈皮去白，八钱　炙甘草三钱半　白术一两二钱

上为细末，生姜自然汁浸蒸饼为丸，如梧桐子大，每服三五十丸，温水送下，食前或食后。（《脾胃论》）

十七、　探讨李东垣对妇人病的成就

人们熟悉李东垣善治内伤杂病，而不大注意他对妇人病亦有很多经验。其实，内伤之病，并不限于男子，妇人亦有之，而且妇科病之由于内伤者，更为多见。因此，《兰室秘藏》妇人病一门，颇能反映东垣在这方面的成就。当然，妇人之病，与男子有所不同，如经、带、胎、产，这是其特点，东垣能够把他的擅长，娴熟地加以处理，并且别具风格。从此可见，内

伤脾胃学说，具有它的普遍意义。

《兰室秘藏·妇人门》共记载论文三篇，方证三十五个，是《兰室秘藏》中的一个最大门类。其中月经病最多，如崩漏、痛经、经闭。其次是白带、赤白带下。又其次是妇人杂病的腹痛、腰痛、阴痛、癥积、虚劳、风痰、麻木等方证。并有两例是用针灸治疗的。从现存内容来看，妊娠与产后的证治很少。试分论如下。

（一）三篇论文的主要精神

第一篇论经闭，即《经闭不行有三论》。其理论渊源，是《内经》的"二阳之病发心脾，有不得隐曲，女子不月。"指导思想很明确，妇女经闭，应追本于二阳。二阳即手阳明大肠，足阳明胃。胃主津，大肠主液，脾胃又为气血生化之源，所以这是月经的本源。如其二阳发病，经闭当然就能随之而生。所以东垣接着指出："妇人脾胃久虚，形体羸弱，气血俱衰，而致经水断绝"。这就是他对经闭成因的主要论点。

但上文所述，是就其根本而言，从经闭不行的整个病情来看，尚有另一方面，即元气虚者，阴火必然上冲。所谓"火与元气不两立，一胜则一负。"因此，东垣的经闭不行论，又指出其变有三。三者，谓三焦有火，都能导致经闭。例如阴火乘其脾胃，这是中焦有火，或为消中，或为胃热，都能耗伤津液，津伤肉消，血海枯竭，可以发生经闭。这种病情，"名曰血枯经绝"。又如阴火自盛于下焦，即胞络之火。证如尺脉洪数，时见燥热，二便失常，尿涩而便闭。冲脉任脉皆起于胞中，阴火旺则灼伤冲任，以致血脉涩滞，为瘕为痕，而月经亦随之不通。这种病情，是火灼血瘀，血海干枯。又如上焦有火，大都由于烦劳阳张，心火上炎，这是阴火上冲，乘心侮肺，亦能导致经闭。因为"胞脉者，属心而络于胞中，今气上迫肺，心气不得下通"，胞脉闭塞，所以月经不来。以上就是李东垣的经闭不行有三论。

至于治疗，原则亦很清楚，即补中益气，使阳生阴长；同时泻其阴火，火去血生，月经自能通利。因为具体病情，尚有差异，所以书中又指出，病由中焦有火而致者，为"血枯经绝，宜泻胃之燥热，补益血气"。病由下焦之火而致者，"乃血海干枯，宜调血脉，除胞络中火邪。"病由上焦之火而致者，宜"安心和血泻火，经自行矣"。总之，妇女经闭，在东垣看来，很多是脾胃久虚，阴火为患，热伤元气，热伤血脉之证。因此，补脾胃元气，养血润燥，泻去阴火，成为治疗此病的主要门径。

第二篇是论崩漏，即《崩漏不止有二论》。崩漏的病理变化，总的来说，是气虚有火，即《内经》所谓"阴虚阳搏谓之崩。"而阴虚阳搏的病理变化，东垣解释是内伤脾胃，气虚不能摄血，而湿热（即阴火）反盛，又迫血为崩为漏。其湿热为患，又见两种变化：

一种是"湿热下迫"。即脾胃气虚下陷之湿，与下焦相火相合，迫血妄行，经漏不止。这种崩漏，其色紫黑，并有秽气，"如夏月腐肉之臭"；同时必见腰痛，或脐下痛等症；临经欲行，又每每先见寒热往来，两胁拘急。而平素脾胃元气不足之证，亦更明显，如四肢困倦，心中烦闷，不得安卧，心下郁急不舒等。临床治疗，"宜大补脾胃而升举血气"。使脾胃复常，湿热自除；阳气上行，则气能摄血，崩漏亦可止。

另一种是阴火乘脾。即情绪郁结，五志化火。心气不足，而阴火反炽，伤于血脉；又因饮食不节，损伤脾胃，阴火从而乘之，病乃发作。这种病情，亦有特点，病由五志变化而来，一般在形体无大改变，主要在精神上有所委屈，所谓神病而形不病。其经水亦每每不时而下，或适来适断，或暴下不止，变化多端。这种证候，进行治疗，宜先做好劝谕开导工作，使心境开朗，神志怡悦，心火得降，则病因解除。同时，"以大补气血之药，举养脾胃"，使元气来复，再"微加镇坠心火之药，治其心"，合成"补阴泻阳"之剂，则崩漏亦能自止。这就是李东垣的崩漏不止有二论。举其大要，中心是一个，即脾胃内伤；变化有两端，一是表现为湿热下迫，迫血妄行；二是表现为心火乘脾，伤于血脉。临床的证候不尽相同，治疗方法亦同中有异，因此，东垣创制了许多治疗崩漏的方剂，颇值得研究，另文阐释于下。

　　第三篇是论产后忌用寒凉，即《半产误用寒凉之药论》。论述重点，举产后晕厥为例。指出，妇人分娩及半产、漏下的突然昏冒，不省人事，瞑目无所知觉，是因为暴然大量出血，有形之血亡失，则心神无所供养，所以突然昏厥。心主神明，心与胞络为君火相火，都是"得血则安，亡血则危"。这种病证，往往还会出现另一种情况，即因血暴亡，而元气亦随之大虚，元气虚者，阴火亦必上冲，凌心侮肺，影响神明和治节，亦为昏冒时所常见的。但要千万注意，这是"无形之热"，这是阴火，不能用寒凉之药，例如滑石、甘草、石膏之类。因为这些辛甘大寒药，只能泻气分之热。现在是分娩半产漏下，出血过多，阴血大损，阴亏而再去泻阳，血病而又去泻气，必致阴阳两伤，后果不好。

　　此时治疗，宜按"病气不足，宜补不宜泻"之旨，而血骤下脱之病，亦是宜升不宜降。当用亡血补血，补而升举之法，才能使气血来复，心得血养，神明从而恢复；而阳气上行，则目能张，神能清。具体方药，东垣主以全生活血汤。其方用药，是以四物红花，补血活血；炙甘草、升、柴、葛根，益气升阳。同时配伍防风、羌活、独活、藁本、蔓荆、细辛，大升阳气，因为"血下降亡，今当补而升举之"，在防风项下，反复指出这一点，这是"陷者举之"，为东垣独到的经验。又因为阴火上冲，所以又加生地黄一味，滋水降火。总之，于补血活血的同时，益气升阳。一方面将补亡失之血，一方面纠正下陷之势；尤其后者，在此更为重要，目的是使阳气升腾，则阳生而阴长，血气才能得到平调。这种治疗血脱昏冒方法，不同于一般的用药，真是补前人之所未备者。

(二) 月经病证治

月经病中，崩漏是为重点，计有九个方证。崩漏的形成，前文已经申述，大都在于脾胃内伤，清阳不升，湿热下迫，或心火乘脾，以致经漏不止。阴气下脱，使"病人周身之血气，常行秋冬之令"，有降无升。治宜"大升大举，以助生长。补养气血，不致偏竭"（见益胃升阳汤文）。这是天地升降浮沉之理，而人亦体同。

其叙述症状，重视饮食减少，食罢烦心，甚至瘦弱。月事不调，或漏或崩，并且泄泻等。主治方法，首选用益胃升阳汤。其方即补中益气汤加神曲、黄芩，并重用白术、黄芪。突出了补中升阳，和胃清湿热之意。东垣指出："血脱益气，古圣人之法也。先补胃气，以助生发之气，故曰阳生阴长。诸甘药为之先务，举世皆以为补气，殊不知甘能生血，此阳生阴长之理也。故先理胃气，人之身内，胃气为宝。"这就是他对崩漏不止主用益胃升阳的见解。

若病情略有差异，可从上法加减出入。如崩漏日久，下如水浆，色淡质稀，或者兼有泄泻，或者不思饮食，这是脾虚又见湿胜之象。当参用升阳除湿方法，方如升阳除湿汤①。于前方加用风药胜湿，如防风、羌活、独活、藁本、蔓荆子、苍术等。这是"除湿去热（指阴火），益风气上伸，以胜其湿"。又如柴胡调经汤②，具有类同意义。但东垣指出，这种用大量风药升阳胜湿，仍属从权方法，为挽回崩漏而胃气下陷，气迫于下设法。如其病情稍有转机，必须两顾气血，如"于补气升阳汤中加以和血之药"，因为脾胃为气血阴阳之根蒂，这一点不能忽略。

如其病在冬季，外寒束表，内又阴火上冲者，病情殊为复杂，尤当"先治其本"，用黄芪当归人参汤。其方用黄芪、当归、人参、橘皮、神曲，"调和脾胃，大益元气，补其血脉"，守住根本。同时配伍麻黄、杏仁、桂枝、草豆蔻辛热之药，去其冬寒；并少加生地黄、黄连，养阴降火。这是治本而顾标的方法。反之，如病发在暑湿时令，脾胃虚弱，气短气逆，自汗不止，身热闷乱，而经漏不止，其色鲜红，又宜当归芍药汤。方用当归、芍药、熟地养血益阴；黄芪、炙甘草、白术、橘皮、柴胡益气升阳，使阴阳气血以济于平。同时配伍生地黄清火，苍术祛湿，亦是兼顾到时令用药。

如其经水崩漏不止，气血俱从下脱，尺脉按之空虚，轻手又见数疾，弦紧或涩，并见戴阳证，口鼻眼目浮热或口渴。这是真寒假热之证，元气极虚，而见阴燥，病情很为危重。急用升阳举经汤③以挽救之。其方有三个内容，①用补中益气合桃仁四物汤，益气升阳，补血活血，治其根本。②同时配伍附子、肉桂、细辛，温通命门阳气，使阳气能够摄阴，以固下焦之虚脱。③并加防风、羌、独、藁本，增强升浮阳气的作用，急挽下陷之势。这种方法，东垣称谓"温之、举之、升之、浮之、燥之。此法大升浮血气，切补命门之下脱也。"这种用药，可以说是本类方剂中之最重者。

如其崩漏由于心脾不足，更加胞宫虚寒者，症见脐下冷痛，欲得温按，时下白带白滑之物，间有如屋漏水下者。这是气血大虚，阳不摄阴，当用丁香胶艾汤。其方以丁香温脾温肾；协同艾叶，暖宫去寒，作为主药。同时配伍阿胶四物汤，补血活血。合成温阳补血之剂，这是《金匮要略》芎归胶艾汤的发展。反之，亦有肾水阴虚，水不制火，相火偏旺，迫血妄行，以致血崩的，又当治以凉血地黄汤。其方用生地、芩、连、知、柏，清火坚阴，凉血止血，急则治标。同时用甘草、升麻、柴胡，配合当归、川芎、红花，益气升阳，补血活血。又是治标而顾本者。更加防风、荆芥、羌活、蔓荆、藁本、细辛，升阳升清，挽回下陷之势。这种用药，配伍殊有深意。主要法则是凉血清经，但用升阳风药，是寓升于降；又用细辛，是寓热于凉。防风、荆芥，能合苦寒药增强止血作用，但又配川芎、红花，寓活血于止血，使止血而不留瘀。如此考虑周密，目的是在补偏救弊中，使阴阳气血以济于平。但此方治崩，毕竟仍是治标之剂。

崩漏是妇科的大证，有时并表现为急诊，书中亦已考虑及此，有相应的急救方法，即立效散，治血崩不止。这是一个很好的止血活血方剂。用莲花心、白绵子、茅花止血；尤其白绵子，有很佳的止血作用。伍以当归、红花，养血活血，兼消瘀血，寓通于涩，亦使血止而不留瘀。并且全方制成炭剂，增强收敛止血功效。并加血竭或麝香为引，黄酒调服，径走血分以止之，考虑很为周到。

这里值得注意的是，东垣治疗崩漏，不滥用止涩药，而是以益气为主，使阳生阴长；升阳为要，挽回下陷之势。在具体配伍用药中，升阳佐以降火；升阳从而胜湿；益气参以活血；养血兼以活血；止血佐以活血；甚至温经祛寒，亦参以养水降火；凉血清经；亦参以益气升阳，补血活血等。充分估计病情变化的复杂性，用药思路灵活，而又有一定的规律可寻，颇堪学习。

治疗痛经，书中有两首方剂。一首乌药汤，治"妇人血海疼痛"。方用乌药、木香、香附，行气止痛，尤其是血海小腹疼痛，这一组药的疗效是甚佳的。合以当归、甘草，调和气血。用治痛经，简练有效。但这些药物，亦是妇人病的常用之药，因此妇科其他疾患，亦可相机配伍运用。

另一首是柴胡丁香汤，较有特点，云"治妇人年三十岁，临经先腰脐痛，甚则腹中亦痛，经缩三两日"。这里有两点值得注意，一点是"年三十岁"，当属已婚经产之体，这种痛经，与青年妇女患此者不同，定多经产所致之病。另一点是"经缩三两日"，先期而至，当亦反映经血有热。因此，方用柴胡、羌活、防风，疏散肝气肝风，升举陷入肝脾之邪。配伍当归、丁香，调经止痛；再加全蝎，祛风止痉，尤能治腰脐腹中阵发疼痛。佐以生地黄，盖滋水以清血热。合而用之，成为痛经病比较特殊的用药方法。

至于治疗经闭，书中只有水府丹一方，云"治妇人久虚积冷，经候不行，癥瘕癖块，腹中暴痛，面有䵟黯黧黑、羸瘠"。这种病情，已很深重。久虚积冷而至经闭，冲任气血大大损伤，从形体面色亦已反映出来，加之癥瘕癖块，腹中暴痛，显然是邪实正虚的局面。治以水府丹，是攻积通经方法。药用针砂，平肝消积聚，合以花蕊石、红豆、斑蝥、芫菁，加强破血逐瘀，消肿去积的作用。配伍桂心、干姜，温经破血闭；木香、砂仁，行气散积滞。这一类药，是有利于久虚积冷，腹中暴痛者。更用生地黄汁、童便、狗胆，滋水凉血，清瘀消血积。合而用之，似乎为大黄䗪虫丸的变法。而且用量很谨慎，仅仅每服芡实大一丸，温酒细嚼，或者米饮送下。假如再同培本固元，消补兼行，则于久虚羸瘠，似更合适。

（三）白带证治

白带为妇科常见病，这里所论，属于虚寒者多；如赤白带下，情况较为复杂，但总之为陷下不足之病。书中有八个方证，大约可以分为两类。一类是肝脾两病，阴伤及阳之证。如白带下不止，身重少气，身黄皮缓，兼见阴冷阴痛。此乃脾虚而中气下陷，带多又血海将枯，津伤累及于阳。治宜助阳汤④，补经固真汤⑤，调经补真汤⑥。三方可以联系起来看，其用药的大体规律是，用补中益气，或者再加升阳风药，以治其本，所谓补其阳道，使阳生而阴长；其中柴胡一味，常为肝经的引药。同时配伍郁李仁、杏仁、归、芍等油腻之药，润其血海，滋益津液。更用良姜、干姜等辛苦温药，温中燥湿，并固带脉。又每佐黄芩一味，坚阴泄肺邪，救其化源。如病发于冬令，兼有寒湿者，再加重益气祛寒，升阳除湿，例如调经补真汤的配伍。这里，既重视白带为津液下脱，要用油腻滋润之药，为什么又用温燥药品？似乎矛盾，这是因为白带注下，久久不止，毕竟不能忽视脾虚湿胜之变；而元气虚者，又每见阴火，所以要用温燥之药，还要适当佐使一些苦寒坚阴。总之，润燥寒温，杂合以进，相反相成，并不矛盾。再总的来看，还是以补中益气主持调和其间，这就是李东垣的升降浮沉用药法在三方配伍上的具体反映。

如其胞中有寒湿，白带久下不止，并见下寒上热之证者，还可以选用敛涩固脱方法，药如固真丸。方用炮干姜合白石脂、白龙骨，温中燥湿，涩以固脱，从而固护带脉。同时配伍柴胡、芍药、当归，养肝气，和血脉。反佐黄柏，降阴火，亦是寒因热用，并为下焦之向导。配合成方，温阳固涩，可以单用，亦可配合以上三方同用。这里东垣作了几点解释，一点是白带久下不止，病人又喜干食，大恶汤饮。喜干恶湿，这是胞内有寒湿之证。既然寒湿偏胜，就宜用辛热燥湿之药，同时不宜用汤散，恐助其湿，应该用丸药，亦有枯湿作用。另一点是脾胃元气既虚，寒湿在下焦，又往往会阴火上冲，出现上热下寒的证候，如一方面见脐腹冷痛，阴中亦痛；而另一方面，又目中溜火，视物昏花，牙齿浮动，恶热饮痛。所以这里主用温热燥涩之药，又必须佐以黄柏，坚阴泻火，是"伏其所主，先其所因"之意。总之，以上四方，均属于升阳除湿之类，而又兼以顾津液或收涩者。

另一类是病涉肝脾肾，阳虚寒盛之证，亦可以看作是前者证候的进一步发展。证见白带下注，腰以下冷，或癞疝腹痛，而又阴火上浮，眼目昏花，痞烦懊憹。面色枯白停垢，目青兰如菜色。肌肉消瘦，身重如山，行步欹侧，不能安地，腿膝枯细，小便自遗，与白带长流，不能禁固。大便秘难，食不下，懒言无力，背常恶寒等。这是带下日久，真气大衰，阳虚而阴盛，下寒而上热，病情日趋复杂。治宜温阳摄阴，暖肝升阳，用酒煮当归丸⑦。如症情略同，腹痛较缓，而见赤白带下者，参以坚阴清火，用当归附子汤⑧；或者脐下冷阴冷，撮痛较甚者，暖肝为要，治以延胡苦楝汤⑨。或者白带腥臭，多悲不乐，阴寒为著，温阳摄阴，治以桂附汤⑩。

以上四方，重点固有不同，而用药路子是基本相同的。即下焦阳虚，阴寒内盛，用附、桂、干姜、良姜、炒盐等，温阳摄阴；病涉肝经，配伍当归、茴、丁、木香、延、楝、全蝎等，暖肝理气。白带久下不止，中气下陷，再用甘草、升麻、柴胡，益气升阳，下者举之。阴寒盛于下者，每每阴火上浮，反佐黄柏。其间略有区别者，酒煮当归丸可以作为此类病情的基本用药；当归附子汤证和延胡苦楝汤证，是脾肾与肝肾的两个侧重点，亦似在酒煮当归丸中各取其半者。惟桂附汤证称为"大寒"，其实是阳虚与阴火一对矛盾，所以药亦杂寒于温。不过，方后注云："胃中元气极虚，加黄芪、人参、炙甘草、升麻，"仍不忘于益气升阳举陷之旨。总之，病在肝脾肾三经，方药亦是温肾暖肝，升阳止带，由于阳虚阴盛，尤重于温阳以摄阴。这是后一类证治的大略。

此外，丁香胶艾汤的温阳补血，温卫补血汤⑪的升阳除湿，益气活血，亦治带下之病，可以相机运用。

综上所述，崩漏、带下，固然证候见于下焦，而且病势都为下陷，但内伤脾胃，气虚不能摄阴，在东垣看来，这是一个根本问题，所以反复谆谆于补气升阳，这是有他实践经验的，它超出于一般的止血止带，应加重视。不过，病在下焦，而且久久不止，调补奇经，十分重要，这里比较欠缺。

（四）妇人杂病证治

妇人杂病很多，这里仅具几个证候，但亦富有特点，分析如下。

妇人癥积，是一个多见病。这里记载不多，仅有增味四物汤一方，云"治妇人血积"。药用四物汤养血活血。配合三棱、莪术，破血消积。更用干漆破瘀血；肉桂祛寒温经，破痃癖癥瘕。合而用之，确有养血破瘀，化癥消积的作用。而且药用路子清楚，可以视为妇人癥积的基本方法。前经闭病尚有水府丹一方，药证较此为重，可以联系参用。

妇人劳倦自汗，东垣重视元气不足，卫表不固，阴火逼液为汗的病情。所以书中有人参补气汤和黄芪白术汤二方，基本是用补气升阳、养血泻火方法。但前方集中补中益气、当归六黄和升阳散火于一方，并加五味子、丁香、全蝎等，是把升降敛散揉和在一起，而以补中益气为主，颇适于劳倦内伤的病情。后方是补中益气汤加细辛、吴茱萸、川芎、羌活合黄柏等，属于升中有降的方法。主证是"自汗上至头，剂颈而还，恶风头痛，燥热"，所以用药中又兼顾到头为诸阳之会的病理变化了。

妇人风痰一证，亦为临床上的常见病。身重有痰，恶心欲吐，甚时眩晕不能起。书中有白术茯苓汤一方。药用白术、茯苓、半夏、生姜，健脾和胃，化痰降浊；伍以神曲、麦芽面，助其运化，使饮食变化精微，不为湿浊。用药简练平妥。盖从半夏白术天麻汤简化而来，如病情较重者，后方可以参合运用。

妇人肢体麻木，临床亦不少见。其病理变化，东垣重视气虚夹湿。书中有温经除湿汤，补气升阳和中汤，麻黄桂枝升麻汤三方，均是治疗此证。这种治法，比较特殊，具体方药分析，见前《东垣治疗麻木八方通论》，不再重复，可以参阅。

妇人七窍不和之证，东垣常从《素问·通评虚实论》之文，谓"'头痛耳鸣，九窍不利，肠胃之所生也。'胃气一虚，耳目口鼻，俱为之病。"书中有温卫补血汤一方。其证是耳鸣、鼻不闻香臭，口不知谷味，食不下，发脱落，肢倦膝冷，不得卧，口舌嗌干，头痛眩晕等，药用补中益气为主，佐以甘寒泻阴火，同时配伍丹皮、地骨皮、桃仁、葵花、王瓜根，益气活血；丁香、藿香、苍术、吴茱萸，开胃化湿；使胃气来复而宣行孔窍，气血通利而诸证得除。这种方法，亦是富于东垣特点的。

书中尚有坐药四方，如龙盐膏、胜阴丹、回阳丹、四圣散，盖是治疗赤白带下，阴冷阴痛之证者，但用药比较特殊，有些偏于温燥，或者破血较猛，需待研究，不能轻用。

至于灸血海、阴谷二穴，以治妇人经血诸病，已为临床所常用，而且是有较好疗效的。

以上所述，就是《兰室秘藏·妇人门》的大略，既能反映东垣学说的特点，更能反映他在妇人病上的成就。它不同于一般的临床处理方法，颇值得学习。

附方

①升阳除湿汤：当归 独活以上各五分 蔓荆子七分 防风 炙甘草 升麻 藁本以上各一钱 柴胡 羌活 苍术 黄芪以上各一钱五分

②柴胡调经汤：炙甘草 当归身 葛根以上各三分 独活 藁本 升麻以上各五分 柴胡七分 羌活 苍术以上各一钱 红花少许

③升阳举经汤：肉桂 白芍药 红花以上各五分 细辛六分 人参 熟地黄 川芎以上各一钱 独活根 黑附子炮 炙甘草以上各一钱五分 羌活 藁本 防风以上各二钱 白术 当归 黄芪 柴胡以上各三钱 桃仁十个 上为粗末，每服三钱，渐加至五钱，水煎服。

④助阳汤：生黄芩 橘皮以上各五分 防风 高良姜 干姜 郁李仁 甘草以上各一钱 柴胡一钱三分 白葵花七朵 上为粗末，分作两服，水煎服。

⑤补经固真汤：白葵花四分 炙甘草 郁李仁 柴胡以上各一钱 干姜 人参以上各二钱 生黄芩一钱 陈皮五分

⑥调经补真汤：独活 干姜炮 藁本 防风 苍术

以上各二分　麻黄不去节　炙甘草　人参　当归身　白术　生黄芩　升麻以上各五分　黄芪七分　高良姜　泽泻　羌活以上各一钱　柴胡四钱　杏仁二个　桂枝少许　白葵花七朵

⑦酒煮当归丸：茴香五钱　黑附子炮　良姜以上各七钱　当归一两　炙甘草　苦楝　丁香以上各五钱　木香　升麻以上各一钱　柴胡二钱　炒黄盐　全蝎以上各三钱　延胡索四钱

⑧当归附子汤：当归二分　炒盐七分　蝎梢　升麻以上各五分　甘草六分　柴胡七分　黄柏少许为引　附子三钱　干姜　良姜各一钱　上为粗末，每服五钱，水煎服；酒面糊为丸亦可。

⑨延胡苦楝汤：黄柏一分，为引用　延胡索　苦楝子以上各二分　附子炮　肉桂以上各三分　炙甘草五分　熟地黄一钱

⑩桂附汤：黄柏为引用　知母以上各五分　肉桂一钱　附子三钱

⑪温卫补血汤：黄芪一钱二分　人参　炙甘草以上各三分　白术一分　陈皮二分　升麻四分　柴胡三分　当归身二分半　生地　黄柏以上各一分　生甘草五分　丹皮二分　地骨皮三分　王瓜根二分　桃仁三个　葵花七朵　藿香一分　苍术二分　丁香一个　吴茱萸二分

十八、东垣治疗瘰疬的经验

瘰疬是临床上的一个常见病。多发生于儿童和成人，无明显的性别差异。病情轻重亦不等，轻的可以带病终身，无大危害；重的危害性较大，特别是溃破以后，不能收敛，可以影响生命。有时还包括某些恶性病变，亦混称为瘰疬，其预后更坏。

一般而论，瘰疬生于耳后颈边的，名"挟瘿"，生于胸部至腋下的，名"马刀"，这是因部位和象形命名的。东垣书中，则统称之谓马刀疮。李东垣在当时，不仅擅长内科，于外科亦是很有名的，正如《元史》称"其学于伤寒痈疽眼目病为尤长"。

由于发病部位的经络循行不同，东垣分属之于手足少阳经和足阳明经分野。前者病疮在耳下至缺盆，或肩上，或于胁下；后者遍布于颔，或至颊车。当然，二者不能截然分割，往往有合而为病者。假如其疮深远，隐曲肉底，又是从足少阴肾经中来，为阳明经邪盛，传克于肾经所致。

因为发病的部位不同，反映的病情亦不尽相同，因此归经用药，处方配伍，亦随之有些区别；假如二经合病，又是综合处理了。

东垣经验，他首先明确瘰疬是属于疮疡门，即外科病。但外病可以内治，主张内服汤药治疗，适当兼以外治。汤药的处方配伍，有他自己的一套方法，而且是具有脾胃学说的特点的，兹总结分述如下。

（一）用药方法

书中救苦化坚汤[①]一方，既是方剂，亦是叙述他的用药方法的，颇有规矩可循，也可以说是他的经验总结。例如：

瘰疬为疮疡病，首先应该肯定。因此连翘一味，是必用之药。因为"此一味乃十二经疮中之药，不可无也。能散诸血结气聚，此疮家之神药也"。

如病发于阳明经分野，则漏芦、升麻、葛根三味，又为足阳明本经之药，宜加而用之；如其病不在阳明经，可以去之。这是归经用药方法，下同。

如病发于少阳经分野，则柴胡、瞿麦穗二味，又为少阳本经之药，宜加而用之；如其病不在少阳经，亦可以去之。但其中柴胡一味，功同连翘，又每为常用之药。

假如病兼太阳经证，则羌活、独活、防风三味，又为太阳本经之药，宜加而用之；如无太阳经证，则不必用此。但其中"防风一味辛温，若疮在膈膜以上，虽无手足太阳经证，亦当用之，因为它能散结，去上部风邪"，对此病有利。又如病人身体拘急者，亦为风邪之证，仍当加而用之。以上是瘰疬病的主药和病在三阳经的用药方法。

瘰疬肿起者，应用黍粘子（牛蒡子），因为此药能消肿；如其不肿者，则不必用。

瘰疬坚凝硬结者，应用昆布，因为其味大咸，咸有软坚作用。如其坚凝结硬甚者，加用京三棱、莪术，因为二味有消坚破结的作用；如不坚硬者，则勿用之。

瘰疬兼见气虚者，应用黄芪、人参、炙甘草，此三味药能益气保元。其中黄芪一味，更能护皮毛，实腠理，补表虚不足，实元气之虚弱，并能"活血脉而生血，亦为疮家圣药"。人参补脾肺之气，如气短喘促及气不调和者，必加用之。炙甘草"能调中，和诸药，泻火益胃气，亦能去疮邪"。

白芍药，味酸气寒，"能补中益肺之虚弱，治腹中痛必用之"。夏月倍之，冬寒则不可用。

瘰疬兼见血虚者，用当归身、生地黄，熟地黄，此三味为诸经中和血生血凉血之药。

如兼血瘀者，再用丹皮、当归梢、红花、桃仁，这些药能活血化瘀，去留滞宿血。又栝蒌根、土瓜根二味，亦可应用。

瘰疬兼有阴火者，则视邪气为害上、中、下三焦而用药。如阴火犯上焦，胸中痞烦者，则用黄芩，一半酒洗，一半生用；阴火乘于中焦，心下痞而烦闷者，则用黄连，一半酒洗，一半生用；阴火在下焦，则取酒洗黄柏、知母、防己之类，选而用之。如有阴火内热，或见腿脚无力，或见躁烦欲去衣者，此为肾中有伏火，更宜加用黄柏。又草龙胆一味，亦可加而用之。

如阴寒外覆，疮疡被寒邪遏抑，有变阴症的趋势，或者即为阴证疮疡者，均须少加肉桂。此药大辛热，能散结积，消除外寒之气，大治阴证疮疡。在此，并具有寒因热用之意。但如有阴火烦躁者，则不能用。

又如病人平素气弱，脾胃不足，但病势来时，气盛而不短促者，不可顾虑其平素，宜作邪气势盛，从病变权用上述诸泻阴火之药，亦是急则治标之意。俟病势稍减，转顾其本。

又如病人大便不通，以致邪气壅盛，病情加甚者，急加酒制大黄通利之，清火下行，其病自减。

瘰疬兼见气机不顺者，加用橘皮；气滞甚者，再加木香少许。如气滞腹胀者，加姜制厚朴，破滞消胀；如无此症，即勿用之。

瘰疬而脾胃不和，如涎唾多者，这是胃气不和。或病人吐涎沫而吐食者，又是胃上有寒。均须加益智仁。如无此证，则不必用。

又大麦芽面，能治腹中拘急，兼能消食补胃。炒神曲，能消食，善治食不消化。亦可随宜用之。以上是临床上常见的几种变化，亦是相应的加减用药。

上述药物，如瘰疬止在阳明经分野，即去柴胡、鼠粘子二味；如在少阳经分野，即去独活、漏芦、升麻、葛根。其余药物，皆可应用。但须注意，应该估量病人的邪正虚实，临时斟酌与之，无令药物过多，反而损伤胃气，妨其饮食，这是治病的大法。

总之，大凡用药之法，不惟疮疡一病如此，凡诸疾病，量人素体气弱者，均当减去苦寒之药，以免损伤脾胃；多加人参、黄芪、甘草之类，泻火而先补其元气，是为要著。余皆仿此。以上就是治疗瘰疬选药处方的大略。

（二）方剂举例

东垣治瘰疬，除了上述一套随证选药方法外，又根据具体病情，列举几首方剂，作为示范如下。

散肿溃坚汤②，可以说是瘰疬的通治方。无论疮发于少阳经或阳明经分野，或二经合病。结硬如石，坚而不溃；或疮已破，流脓水者，并皆治之。不过，从具体用药来看，除少阳阳明二经主药和活血消坚之外，集中了黄芩、黄连、知母、黄柏、龙胆草于一方，其清泄三焦之火的作用是很突出的，因此其主治病情，肯定是属于火盛为患，或者是瘰疬之急性发作期，而且病情为较重一等者，所以用药是治邪多而顾本少，取急则治标之义。

又如升阳调经汤③和连翘散坚汤④二方，是分别突出病在阳明经与少阳经的处理方法。前方治瘰疬绕颈，或至颊车，病在足阳明经分野。但其疮深远，隐曲肉底，是阳明邪盛，传克于足少阴肾经之证。其疮俱作块子，坚硬而大小不等，并皆治之；亦可作丸剂服。实际是清火与消坚并重者。滋降阴火，则其邪亦不再传克少阴经；坚凝得散，则阳明经气亦自通利。后方治瘰疬在耳下，或至缺盆，或肩上生疮，坚硬如石，动之无根，名曰马刀。病在手足少阳经分野。或生两胁，或已流脓，或作疮未破，并皆治之。其用药含有清化湿热，活血消坚之意。

柴胡连翘汤⑤、消肿汤⑥、柴胡通经汤⑦三方，均是治疗少阳经分野瘰疬者，但反映三种不同的病情，作出相应的处方用药。如柴胡连翘汤，用黍粘子、中桂，则其瘰疬肿痛，是由外寒遏抑其疮而致者，所以重视散寒消肿。消肿汤，主题很明白，是消散疬肿的，所以用黍粘子、连翘外，更加黄芪、炙甘草、栝蒌根、当归梢、红花，益气活血化瘀，含有内托之意，助其消肿。方中泻火药减轻了，加上益气药，重视顾本保元，病情似有转为阴证之虑者。柴胡通经汤，治小儿项侧有疮，坚而不溃，是病位在上，疮肿不消，所以药参升浮，活血破坚。用药量很轻，是照顾到小儿特点的。

尚有黍粘子汤⑧一方，主治云"耳内痛生疮"。但从其用药来看，亦甚适宜于瘰疬病情，其组方和功用，似是综合了消肿汤与柴胡通经汤二方者。

（三）外治方与给药法

瘰疬的外治方法很多，有些外治法的疗效亦很好，真是有着手成春之妙。这里记载不多，只有龙泉散一方，用龙泉粉、瓦粉（又名定粉、粉锡，即铅粉）、昆布、三棱、莪术，研为极细末，熟水调涂病块上。其中，龙泉粉治瘰疬结核，瓦粉疗恶疮，坠痰消积，配伍昆布三棱莪术，主要是消疮破病的。据述如与内服药同用，则其消病溃坚的作用更佳，见效亦更快。

书中的给药方法，颇具特色。如在散肿溃坚汤后注云：汤药食后热服。服时采用倒卧位，头低足高，每含一口，作十次咽，服毕，再依常平卧。这样服法，目的是使药能在膈上停留，就近发挥作用。同时，再另攒半料，作细末，炼蜜为丸，如绿豆大，每服百余丸，用此汤药留一口送下。或于方中加一味海藻，亦妙。这是汤药与丸药并进，汤以荡其病势，再接服丸药以缓消之，发挥的作用更大。并且交代，其他方药，最好亦采取这个服法。这是具有外科的专门要求的。

以上所述，就是东垣治疗瘰疬方法的大略。其中，有用药规矩，有例方示范，有内外合治，有特殊的给药方法等，虽然篇幅不多，却是李东垣的经验结晶。即从目前临床来看，还有它的现实意义，仍在发挥着有益的作用，是很宝贵的。至于临床有些阴虚火旺的病情，瘰疬痛肿较甚，治宜滋阴降火，解郁散结，着重于肝胆与肺肾为治者，不在本文范围，又当别论。

附方

①救苦化坚汤：黄芪一钱　人参三分　炙甘草五分　真漏芦　升麻各一钱　葛根五分　连翘一钱　牡丹皮　当归身　生地黄　熟地黄　白芍药各三分　肉桂二分　柴胡

八分　黍粘子三分　羌活一钱　独活　防风各五分　昆布二分　京三棱煨，三分　广茂煨，三分　益智仁二分　大麦芽面一钱　炒神曲二分　黄连　黄柏炒，各三分　厚朴三钱二分

上为细末，汤浸蒸饼和丸，捻作饼子，日干，捣如米粒大，每服二钱三钱，白汤下。

如气不顺，加橘皮；甚者加木香少许。

如正在阳明分野为瘰疬者，去柴胡黍粘子二味，余皆用之。

如在少阳分野为马刀挟瘿者，去独活漏芦升麻葛根，更加瞿麦穗三分。

如本人素气弱，其病势来时气盛而不短促者，不可考其平素。宜作气盛，而从病变之权也。宜加黄芩、黄连、黄柏、知母、防己之类，视邪气在上中下三处而用之。在上焦加黄芩，在中焦加黄连，在下焦则加酒制黄柏、知母、防己之类。

如本人大便不通，而滋其邪盛者，急加酒制大黄以利之。

如血燥而大便燥干者，加桃仁、酒制大黄二味。

如风结燥大便不行者，加麻仁、大黄。

如风涩而大便不行，加煨皂角仁、大黄、秦艽以利之。

如脉涩，觉身有气涩而大便不通者，加郁李仁、大黄以除气燥也。

如阴寒之病，为寒结闭而大便不通，以局方中半

硫丸，或加煎附子、干姜候冰冷与之。

②散肿溃坚汤：连翘三钱　柴胡四钱　升麻六分　葛根二钱　桔梗五钱　炙甘草三钱　白芍二钱　酒黄芩　生黄芩各四钱　黄连　黄柏　知母　草龙胆各五钱　当归梢二钱　栝蒌根　昆布各五钱　京三棱　莪术各三钱

右为粗末，每服六钱，水二盏零八分，先浸多半日，煎至一盏，去粗，食后热服。于卧处伸足在高处，头低垂，每含一口，作十次咽。服毕，依常安卧，取药在膈上停蓄故也。另攒半料，作细末，炼蜜为丸，如绿豆大，每服百余丸，用此药汤留一口送下。或加海藻五钱炒，亦妙。

③升阳调经汤：药较散肿溃坚汤少柴胡、栝蒌根、昆布三味。

④连翘散坚汤：柴胡一两二钱　连翘　芍药各五钱　炙甘草三钱　草龙胆一两　酒黄芩七钱　生黄芩五钱　黄连酒炒二次　苍术各二钱　土瓜根一两　当归梢　莪术　京三棱同莪术酒炒，各五钱

⑤柴胡连翘汤：柴胡　连翘各五钱　瞿麦穗六钱　炒黄芩　酒知母各五钱　酒黄柏　生地黄各三钱　黍粘子二钱　当归梢一钱五分　中桂三分　炙甘草三分　上剉如麻豆大，每服五钱，水二大盏，煎至一盏，去渣，稍热食后服。

⑥消肿汤：柴胡二钱　连翘三钱　黍粘子　黄连各五分　生黄芩二钱　当归梢一钱　栝蒌根一钱五分　红花少许

甘草一钱　黄芪一钱五分

⑦柴胡通经汤：柴胡　连翘　黍粘子　生甘草
黄芩各二分　黄连五分　当归梢二分　红花少许　京三棱
桔梗各二分

⑧黍粘子汤：柴胡三分　连翘　黍粘子各二分　龙胆
草　生甘草各一分　生地黄　黄芩　黄连各二分　苏木
蒲黄各一分　当归梢二分　桃仁三个　红花少许　昆布一分
炙甘草二分　黄芪三分　桔梗三钱

十九、　东垣书中方名异同考

东垣书中，方剂较多，重出的亦多，尤其是方剂
的名称，变换很多，有使人难于捉摸之感。为什么会
出现这种情况，一时还不易找到明确的答案，但为后
学带来不少麻烦。兹就已经作过校注的诸书，考证如
下，希望能够有助于读者，在运用方剂时，减少一些
误解。

《内外伤辨》，全书46方。《脾胃论》，全书63
方，与《内外伤辨》重复17方，实有46方。《兰室
秘藏》，283方，与前二书重复43方，实有240方。
《医学发明》，现存76方，与前三书重复19方，实有
57方。合计389方。其中，除极少数引用古方和
《和剂局方》外，绝大部分是东垣自制的方剂。盖是

禀承其师张洁古的宗旨，反对执古方以疗今病者，这是颇有成就的。从其整个内容看，有一部分是基本方、大部分似乎是基本方的加减法，如补中益气汤一方，就有很多衍化方；升阳除湿汤亦有不少衍化方；枳术丸就衍化为七八个方。至如《兰室秘藏》，很多方剂又似主病主方的加减法，如消渴病，眼科病，口齿病，大便结燥，痔漏病，以及疮疡马刀疮等，大都有一二个主方，其他方剂，均为随证施治的加减方法。这些方剂，尽管方名很多，只要懂得它的规律，就易掌握运用。比较难办的，是一部分方剂，方名相同，而内容不同，亦有内容相同，而方名又不同（或者方剂基本相同，仅一二味药出入，又另立方名），形成一方多名，多方又一个名称的混乱现象，摘录如下，以便用时心中有数。

（一）《内外伤辨》方

朱砂安神丸，《医学发明》同。《兰室秘藏·杂病门》名安神丸。此书又另有朱砂安神丸，药用朱砂、黄连、生甘草三味。

除风湿羌活汤，《脾胃论》卷上有同名方，但内容不同，是治眩晕麻木者。

通气防风汤，《医学发明·饮食劳倦论》名人参益肺散，以黄芩易黄柏。

羌活胜湿汤，《医学发明·饮食劳倦论》名通气防风汤。

升阳顺气汤，《脾胃论》卷下名强胃汤，内容相同。

升阳散火汤，《兰室秘藏·杂病门》名柴胡升麻汤，内容相同。

当归补血汤，《兰室秘藏·饮食劳倦门》有黄芪当归汤，用药相同，仅药量减半。

白术和胃丸，《脾胃论》卷下名和中丸，主治、用法全同，仅少人参一味。

双和散，与《和剂局方》双和汤同。《医学发明·面色白而不泽》又有同名方，但多人参一味。

宽中进食丸，《兰室秘藏·饮食劳倦门》名宽中喜食无厌丸，多神曲一味。

木香化滞汤，《兰室秘藏·心腹痞门》名消痞汤。《脾胃论》有散滞气汤，内容与此略同，主治、服法全同，但药少草豆蔻、木香、枳实三味。

草豆蔻丸，《脾胃论》卷下有同名方，但内容不同。

《兰室秘藏》又有同名二方，《饮食劳倦门》一方同《内外伤辨》；《胃脘痛门》一方同《脾胃论》。

《医学发明·饮食劳倦论》亦有同名方，内容同《脾胃论》方。

木香见晛丸，《兰室秘藏·饮食劳倦门》名巴豆三棱丸。

备急大黄丸，《脾胃论》卷下名备急丸。

(二)《脾胃论》方

调中益气汤，《兰室秘藏·饮食劳倦门》有同名方，但较此多黄柏，少木香。

凉血地黄汤，《兰室秘藏·妇人门》有同名方，但内容不同，治妇人血崩。

人参芍药汤，《兰室秘藏·衄血吐血门》名麻黄桂枝汤，内容相同。

助阳和血补气汤，《兰室秘藏·眼耳鼻门》名助阳和血汤。

升阳汤，《兰室秘藏·泻痢门》名黄芪补胃汤，内容全同。

《兰室秘藏·大便结燥门》有同名方，但内容不同，治大便不行。《兰室秘藏·杂病门》亦有同名方，内容不同，治痼。

升阳除湿汤，《兰室秘藏·泻痢门》有同名方，内容相同，但主治文异；药中半夏、益智、姜、枣四味作为加药。

《兰室秘藏·妇人门》尚有同名方，但内容不同，是治妇人崩漏恶血。

益胃汤，《兰室秘藏·泻痢门》名人参益胃汤，多红花一味。

和中丸，尚有同名方，但内容不同，与《内外伤辨》白术和胃丸略同。

丁香茱萸汤，《兰室秘藏·呕吐门》有同名方，内容相同，但少干生姜、半夏二味。

（三）《兰室秘藏》方

破滞气汤，一名木香化滞散。

消痞丸，后《小儿门》有同名方，内容略同，但少神曲、猪苓、泽泻、砂仁、半夏、白术六味。

《医学发明·膈咽不通四时用药法》有同名方，内容相同，但厚朴、泽泻、猪苓三味作"一方加"。

失笑丸，一名枳实消痞丸。

葶苈丸，一名人参顺气饮子。

生津甘露汤，一名清凉饮子。

甘露膏，一名兰香饮子。

碧天丸，一名井珠丸。

羌活退翳膏，一名复明膏。

圆明内障升麻汤，一名冲和养胃汤。

归葵汤，一名连翘饮子。

泻阴火丸，一名连柏益阴丸。

白芷散，一名郁金散。

细辛散，后《口齿咽喉门》有同名方，但内容不同，治脑痛牙齿痛。

热牙散，一名麝香散。

治虫散，一名白芷散。

独圣散，后《疮疡门》有同名方，但内容不同，治汤泡破、火烧破、疮毒疼痛。

立效散，后《妇人门》有同名方，但内容不同，治妇人血崩不止。

桔梗汤，后《小儿门》有同名方，但内容不同，快咽喉，利胸膈。

白术汤，一名茯苓半夏汤。后《妇人门》有白术茯苓汤，主治煎服法与此相同，但药少天麻、陈皮二味。

补肝汤，一名柴胡半夏汤。后《阴痿阴汗门》有同名方，但内容不同，治阴冷。

吴茱萸丸，一名木香利膈丸。《医学发明·膈咽不通、四时用药法》有同名方，内容相同。

救脉汤，一名人参救肺汤。

缓筋汤，一名羌活汤。

拈痛汤，《医学发明·脚气》名当归拈痛汤，内容全同。

升阳除湿汤，一名调经升阳除湿汤。

助阳汤，一名升阳燥湿汤。

升阳汤，一名升阳泻湿汤。

通关丸，一名滋肾丸。

固真汤，一名正元汤。

清魂汤，一名柴胡胜湿汤。

延胡丁香汤，一名丁香疝气丸。

升麻补胃汤，此后有同名方，但内容不同，治内伤因服牵牛大黄食药，泄泻腹痛。

黍粘子汤，后《小儿门》有同名方，但内容不同，治疗斑疹。

净液汤，一名连翘防风汤。

除湿补气汤，一名清神补气汤。

黄芪汤，后《小儿门》有同名方，但内容不同，治小儿因惊而泄青。

术桂汤，一名麻黄苍术汤。

趁痛丸，《医学发明·中风同堕坠论》有圣灵丹，主治、服法基本相同，仅少没药一味。

中满分消丸，重前《中满腹胀门》同名方，但少人参、知母二味。

(四)《医学发明》方

吴茱萸丸，与后《饮食劳倦论》草豆蔻丸略同，但少升麻、木香二味，多生甘草、神曲末、桃仁三味。

二十、东垣针法综述

李东垣是一个大医学家，正如唐代孙思邈《千金要方·大医习业》所说："凡欲为大医，必须谙《素问》、《甲乙》、《黄帝针经》、《明堂流注》、十二经脉，……"。他的学问，就是如此，不但知识渊博，临床技术亦是高明而且多能的。他不仅擅长药物治病，还擅长针灸。关于他的用药方法，前文已作了初步讨论，他的针灸治疗，书中亦有不少记载。从《内外伤辨》、《脾胃论》和

《兰室秘藏》三书来看，就有 15 处（尚有王海藏、罗天益等记载的东垣针法不计在内），其中三篇，如刺五乱、阴病治阳阳病治阴及三焦元气衰旺，还是专门论述针灸与药物的密切关系者。

从内容的大体情况来看，涉及许多问题，如：提出经络穴位，作为主治；或者针药配合运用；主张用针，但因种种关系，只能以药代针；亦有禁针，宜用灸法的。阐发针灸理论，作为用药的依据，并从实践中沟通两者之间的关系。同时还提出，因时令气候的影响，在一定的时间之内，往往禁针；以及误灸为害等。

东垣的针法，在针灸界是很推崇的。如明代高武说："东垣针法，悉本《素》、《难》，近世医家，止读《玉龙》、《金针》、《标幽》等歌赋，而于先生之所以垂教者，废而不讲，宜其针之不古若，而病之不易瘳也"。并在他所著的《针灸聚英》中，专立一章，名之曰《东垣针法》。目的是"表而出之"，希望学者"引伸触类"，则"应用不穷矣"。摘录了东垣书中针法的大部分内容。可以说是推崇备至了。此后明代杨继洲的《针灸大成》卷九，亦全部转录了《聚英》之文，并在卷六的五脏六腑经穴主治中，详加论述。为什么这样受人尊重？就是因为他的针法，学有渊源，而且是继承《素》、《难》的成就，有所发挥的。如井、荥、输、经、合的取穴方法，背俞治外感，募穴治内伤，以及补泻方法等，均是有所创见，而且具有从脾胃论病的特点。因此，他的影响亦很大。其具体内容如下：

1. 提出以针灸为主进行治疗

（1）胃脘痛：其证是胃病而且腹部膜胀，胃脘当心而痛，痛时有气上逆，支撑两胁，膈咽之间，气不顺畅，饮食不下。这种病情当取足阳明胃经的三里穴以补之。并且重申之曰："若见此病中一证，皆为大寒，禁用诸酸甘药"，如黄芪、人参、甘草、芍药、五味子之类。（《脾胃论》卷中《饮食劳倦所伤始为热中论》）。

（2）如六七月间（农历），湿热大盛，脾胃虚弱，感邪而成痿证，汗大泄，不欲食者，为湿热乘其脾土，以脾主四肢，所以痿软。治宜在三里、气街等穴，以三棱针出血，泻其湿热，通其经脉。如汗仍不减，且不止者，再于三里穴之下三寸的上廉穴出血。并需禁酒、忌湿面（《脾胃论》卷中《脾胃虚弱随时为病随病制方》）。

（3）如中满腹胀，可取三阳，即足太阳膀胱经。因为太阳经上起于头面，外行于背，为卫外之范籬；内属膀胱，为气化之所自出。取其三阳，犹如开鬼门，洁净府之义，能使上下分消其湿，则胀满可愈（《兰室秘藏》卷上《中满腹胀门》）。

（4）如妇人漏下恶血，或暴崩不止，可灸足太阴脾经中的血海穴，灸二七壮，或三七壮，可以收效。因为脾经是主统血的，灸之可以恢复脾经的统血功能，亦从而止血（《兰室秘藏》卷中《妇人门升阳除湿汤下》）。

（5）足太阴脾经中之血海二穴，在膝膑上内廉白肉际二寸中。能治妇人漏下恶血，月事不调，逆气腹胀等证，而其脉缓者，属于虚寒证，均可灸三壮以补之（同上）。

（6）足少阴肾经中之阴谷二穴，在膝内辅骨后，大筋下，小筋上，按之应手处，屈膝取之。能治膝如锥刺痛，不得屈伸；舌纵涎下，烦热气逆，小便难；少腹拘急，引阴痛，股内廉痛；妇人漏血不止；腹胀满，不得息，小便黄，腹胀如蛊等病。或妇人妊娠，亦可灸二壮（同上）。

2. 本应针刺，若病人不愿接受者，亦可以药代之。如中风风中经络之证，口㖞，颊腮紧急。并有冲脉之火上冲，乘于胃土，胃中火盛，见汗出不止，小便数等证。此证本宜用燔针（即火针）治疗，劫刺破血，去其经络之凝结，并泄其冲脉之火则愈。若病家不愿燔针者，即以清阳汤①代之。此方益气升阳，活血通络，兼以泻火，与燔针有同样作用。服药之后，再以火熨按摩紧急处，即能向愈（《脾胃论》卷下清阳汤）。

又如前阴臊臭，又因连日饮酒，腹中不和，这是湿热伤于足厥阴经脉。因为肝脉络阴器，而五臭属心，肝臭为臊。当于足厥阴肝经中之行间穴泻之，以治其本；后于手少阴心经中之少冲穴泻之，以治其标，这是有效方法。假如病人畏针者，亦可以药代之，用龙胆泻肝汤[②]。此方泻湿热，撤肝邪，利小便，亦能除臊气。这是"在下者，引而竭之"的方法，与针刺同样有效。（《兰室秘藏》卷下《阴痿阴汗门》）。

3. 内伤病至阴阳形气俱不足者，禁用针刺，虑其更泄真气。宜用甘药，补其中气，调其阴阳，培后天而滋化源，这是常法。然而病至阴阳形气俱不足，有时虽用甘药，尚不能尽愈其病，在这种情况下，必须加用灸法，补其元气，采取先天与后天同调的方法，灸其气海，才能得到康复。东垣并重申之曰：此病"不灸弗已"。可以了解他对此法的重视程度。气海穴在脐下一寸五分（《内外伤辨·说病形有余不足当泻当补之理》）。

4. 针刺亦有它的一定局限性，例如冬季时令，一方面是经气宜于闭藏，另一方面天气寒冷，亦不利于进行针刺。因此，前人有冬三月禁针之说。腰痛一病，本多足太阳、足少阴血络中有瘀血，络脉不通而作痛。少数是属于胆经外络脉病，宜于针刺，去其血络中之瘀血。但在冬季，就只能服药治疗，如川芎肉桂汤[③]，可以代之，同样能通其经络，破其血络中的败血，治腰痛有效（《兰室秘藏·腰痛门》）。

5. 又如灸法，是有疗效的，但用之不当，亦能为害。东垣举某人头痛为例，此人因年少气弱，常于气海、三里穴中灸之，每次约五七十壮，以补元气，原不为谬，但用之太久，火气大盛，至老年时出现热厥头痛之病。其人虽在冬天大寒，头部犹喜寒风才适，只要微到暖处，或见烟火，头痛即发，延至五七年不愈。这是滥用灸法致病。他用清上泻火汤④治疗。方中以甘温益气，甘寒泻火，升阳散火，兼以活血，调剂配伍；而升阳与泻火是重点，恢复巅顶清阳之气，除其火热，作为补偏救弊之计，治之有效（《兰室秘藏·头痛门》）。

6. 针刺之理，经络输穴，是有其特点的。但脏腑相通，经脉络属，表里阴阳，又是一个整体的关系。因此，它与用药道理，亦是可以相通的；而且可以互相阐发，丰富临床的处理方法，增进治疗效果，东垣又举出很多例子。

（1）《灵枢·官能》篇说："从下上者，引而去之"，"上气不足，推而扬之"。这两段经文，本是指针刺方法，但亦可作为内伤病的用药法则。因为内伤脾胃的主要病情，就是中气下陷，不能上行阳道，因而上焦心肺之气不足，即是"上气不足"之变，治宜"推而扬之"，东垣即用补中升阳方法。脾湿下流，下焦气化不行，阴火又逆而上冲，乘脾伤肺，躁热浮于肌表，即"从下上者"的病情，治宜"引而去之"，东垣即用升阳散火方法。总之，内伤脾胃的整个病情，是所谓"阳病在阴"，即"阴虚生内热"，而总的治疗法则，亦是"从阴引阳"，即补中升阳。具体用药，亦即取苦寒之药，入于肝肾之下焦，坚阴泻火；又用甘辛温之药，甘多辛少，升引脾胃之清气，上行于心肺，通达于腠里皮毛，以祛其邪气。

《官能》篇尚有"视前痛（病）者，常先取之"之文，亦可作为前证的引申分析。即内伤病而又兼新感者，如视其病为兼感外寒，又当先治其新感，用缪刺方法，泻其在表经络中的邪气，使为寒邪所壅滞的血气，凝泣而不流通者，恢复经络之气的循行通畅，外邪去后，再治其他病证（《脾胃论》调中益气汤后）。

（2）又如胃气下溜，清阳不升，清浊相干，升降乖常，以致五脏之气皆乱，出现种种病证，《灵枢》的五乱刺法，又可作为用药的法则。

如乱气在于心，则心气逆乱，见心烦郁闷，沉默寡言，头不欲举，懒于动作等证。针刺是取手少阴心经的输穴神门，手厥阴心包经的输穴大陵。

根据上述针刺法则，用药亦宜泻热补水，以滋化源。如甘温以益其元气，甘寒以泻阴火，酸味收敛耗散之气，小苦以通其心气。总之，是以微苦辛甘轻剂，收聚神气，顺导乱气，拨乱反正，恢复心脏本位的神明。

如乱气在于肺，则肺气逆乱，见呼吸低昂，喘喝（hè 贺）气逆，胸中憋闷，欲得抚摩等证。针刺取手太阴肺经的荥穴鱼际，和输穴太渊，并足少阴肾经的输穴太溪。

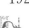

　　联系上述刺法用药，则病在手太阴肺者，宜以苦甘寒之药，这是因为气乱于胸中，宜用分化清浊之味去其乱气。如其湿热熏肺，肺热叶焦而成痿者，宜泻其湿热；若肺被寒束，肺气虚而多涕者，宜从权用辛热之药。但总的治法，仍宜升引胃气，上出阳道，输脾归肺，不使湿气下溜，土邪克肾，而生阴火，更伤肺气。假使已经湿溜下焦，阴火上冲，则针刺取穴在太溪，而用药亦需配伍甘寒，以泻火坚阴。

　　如乱气在于肠胃，则肠胃气乱，清浊相干，而生霍乱，见上吐下泻等证。针刺取足太阴脾经的募穴章门，足阳明胃经的募穴中脘。如其不愈者，再取足阳明胃经的合穴足三里。

　　一般治法，病因于足太阴脾气虚者，于该经募穴章门中引导其经气。另有一种说法，针取府俞，是治府病的。如因胃气虚，以致脾无所禀而病者，于足阳明胃经的募穴中脘引导其经气。如胃气逆乱而病霍乱者，取足阳明胃经的三里穴，逆气得顺，其病亦止；如其尚不愈者，再取三里穴以治之。

　　如乱气在于头，则清阳气乱，阳气不能上达，浊阴反而上逆。其证为厥逆上冲，头重头痛（原文"头重"，《甲乙经》作"头痛"），眩晕暴仆等。针刺取足太阳膀胱经的天柱和大杼穴，引导其经气，升清阳而降浊阴。如其病不愈者，再深取足太阳膀胱经的荥穴通谷和输穴束骨。

　　针刺先取天柱和大杼者，盖是邻近取穴，手法不补不泻，只要引导其经气，以平逆乱可已。针刺足太阳膀胱经穴位，深取通谷、束骨者，盖是远端取穴，上病下取，刺法亦不补不泻。同时再取丁心火，即手少阴心经的荥穴少府，己脾土，即足太阴脾经的输穴太白，引导其乘于土位的阴火下行。因为厥逆上冲的头痛，是由于阴火上冲于头所致。

　　如其按照这种刺法用药治疗，亦即用太阳经药引导其经气为主，升阳气，升清气，上达于巅顶；其中少加一些苦寒甘寒之药，泻其阴火，去其逆乱。不过须加注意，用苦寒甘寒等清凉之药，只能作为辅佐药或使药，不能弄错主次配伍。《兰室秘藏·头痛门》中有许多方剂，就是运用这种配伍方法的。

　　如乱气在于臂足，则四肢经气逆乱，阴阳之气不相顺接，便为厥逆。针刺宜先取出血方法，通其经络。而后再取阳明、少阳经的荥穴和输穴。如手阳明大肠经的荥穴二间，输穴三间。深取之，以及手少阳三焦经的荥穴液门，俞穴中渚，治疗手臂之病。取足阳明胃经的荥穴内庭，输穴陷谷，深取之；以及足少阳胆经荥穴侠溪，输穴临泣，治疗足胫之病。这些都是调其逆乱，使手足阴阳之气互相顺接（从马蒔《灵枢注证发微》补手、足少阳经的荥穴和输穴）。

　　上述视其足臂的血络而出血，而后又取阳明、少阳之荥输穴以治痿厥，皆不是用补或泻的方法，而是从阴分深处引导经气，上而出之，即去其阴阳之气的逆乱。因为这种病证，皆是由于阴火有余，阳气不足，而且是阳气下陷于阴中，治当采取从阴引阳的方法，即先于阴分升举阳气，使之上行阳道，其次才是泻其阴火。这种方法，亦是顺导乱气，收聚神气，拨乱反正之计。

上文反复提出"不补不泻"，"导气同精"，这是什么用意？在针刺法上，徐入徐出，谓之"导气"，补泻无形，谓之"同精"。因为五乱之病，既不是邪气有余，亦不是正气不足的问题，而是阴阳清浊之气，互相逆乱。所以只要引导其逆气，归顺其经气，收聚其神气，起到调整作用，则其病亦能自愈（《脾胃论·胃气下溜五脏气皆乱其为病互相出见论》）。

（3）《素问·阴阳应象大论》阴病治阳，阳病治阴的道理，针灸用药，亦是两相贯通的。所谓"阴病在阳者"，是指外感疾病，六淫之邪，从外乘虚内袭，其侵袭的途径，大都是从背上的腑俞脏俞，因为背为阳，是太阳经气所循行，亦是一身之范籬，所以人病外感，首先从此受邪。而风寒外感，寒为阴邪，背部为阳，因此谓之"阴病在阳"。

但阴病在阳，亦有两种说法。一种是所谓"中于阳，则流于经"。这种病情，是始于太阳经感受寒邪，传变则寒邪化热，但终归是外感之病。所以治外感风寒之邪，都是取其在背上的各脏俞穴。但外邪不仅是风寒而已，六淫中还有湿、暑、燥、火，这些邪气，亦都能伤于五脏，使筋骨血脉为病，而五脏亦各有俞穴在背，可以针刺，祛除邪气。但在临床，伤寒一病，都是从张仲景的《伤寒论》方法治之。中风者，《内经》亦有《风论》。中暑者，治在背上的小肠俞，因暑气通于心，小肠为心之府。中湿者，治在胃俞，以胃主湿之故。中燥者，治在大肠俞，以肺主燥，大肠为肺脏之府。这些都是外感六淫有余之病，所以皆取泻法，泻背上的府俞，以泄其邪。如其病久而传变，则病情又有虚有实，亦宜各随病情的变化，或补或泻，不能一成不变，但取穴只在背上的府俞。

另一种是所谓"上热下寒"，即下焦虚寒，而又阴火上冲的病情，亦称阴病在阳。经书上说：阴病在阳者，当从阳引阴，必须先从络脉经隧中出血，泄其上热，去其阳病，亦即是从阳引阴。如其下焦阴中火旺，逆而上冲，以致六阳经邪盛而不减者，又当先从五脏之络出血，引阴火下行，使心肺之气得以下降，心肾阴阳交通，则下寒之病亦自去。慎勿独泻其六阳经，因为此病的阳亢，是由于阴火上冲所致，只要去其阴火，损其血络经隧之邪，则上热阳盛之病亦自除。这种标本虚实的病情，要辨别清楚，不能误治。

所谓"阳病在阴者"，即指病本在阴分，而危害及于阳道，如饮食劳倦，内伤脾胃的病情，治宜从阴引阳。《内经》上说："水谷之寒热，感则害于六腑"。又如饮食失节，及劳役形质，阴火乘其脾土。这些说法都是指出，胃气受伤，则谷气、荣气、清气、胃气、元气不得上升，行于阳道，滋养于心肺，敷布于六府，因为胃病则脾无所禀，脾胃俱病，不能行气于三阴三阳。而诸阳之气，首先匮乏，不能卫护其外。同时，脾胃受伤，则中气下陷，湿溜下焦，反致阴火乘其土位。这种病情，都是由于喜怒悲忧等五志之火，亦即是贼火所伤，而后胃气不行的；劳役过度，饮食不节，又复加之，则元气更伤。所谓"火与元气不两立，一胜则一负"。这就是它的成病原因。至于治疗，当从足阳明胃经的合穴三里穴中，补而升举之，即补中升阳，以伸引元气，上行于阳道，外充于卫阳，这就是"从阴引阳"。

如其元气尚不足，不能恢复者，再治腹部的诸府之募穴（这种病情，《内外伤辨》曾提出灸气海穴，补元气）。如其病情传变于五脏，为九窍不通的病证者，又宜随着各窍的证候，治取相应各脏在腹部的募穴。所以说：五脏有不平，乃是六府（尤其是胃府）元气不能生发所致。又有一说：五脏不和，以致九窍不通者，都是由于阳气不足，阴气有余，阳气不能胜其阴气之故。

凡治病，取腹部之募穴，都是因为内伤，元气不足，从阴引阳的方法，不要失误。如其错补四肢的俞穴，错泻四肢的荥输，都是不对的（从《针灸聚英》

文）；其中错泻者，为害尤甚，因为元气不足而又误泻之，是犯"虚虚"之戒！何况再取穴于背上的五脏六腑之俞，内伤病而作外感病治疗，不当泻而泻之，还有生机吗？提到这样问题，真有些可怕！反之，是六淫外感之邪，及上热下寒，筋骨皮肉血脉的病变，如其错取穴于胃经的合穴三里，以及诸腹部之募穴，外病而治内，攻伐无过，同样是有危害的。这些都是岐伯提出的告诫，作为医生，岂能不谨慎从事啊！（以上见《脾胃论·阴病治阳阳病治阴》）

（4）《黄帝针经·口问》上说：上部之气不足，则头脑的精气不满，有空虚感，耳鸣不聪，眼目昏花，头倾不能升举。中部之气不足，则肠胃气虚，大小二便失常，肠为之苦鸣。下部之气不足，则肝肾亏损，阴虚阳亢，两足痿软厥逆，心中烦闷。针刺补足外踝下穴位，即足太阳膀胱经的昆仑穴，用留针方法。

为什么会出现三焦元气不足，真气衰惫的证候？李氏认为，都是由于脾胃先虚，清气不能上升，行于阳道，以致三阴三阳之气都不足，所以致此。如其再加之喜怒悲忧恐、五志之变，则七神无依，危害性就更大了。

至于针刺方法，"补足外踝下留之"，这是治疗上述整个病证，还是仅治下气不足，东垣没有加以说明；但在《灵枢·口问》，此下尚有一段文字，是论根据不同的证候，选择不同的具体经穴，加以针刺，可以参阅（《脾胃论·三焦元气衰旺》）。

附方

①清阳汤：（《略论李东垣的补中升阳》附方⑤）

②龙胆泻肝汤：柴胡梢　泽泻以上各一钱　车前子　木通以上各五分　生地黄　当归梢　草龙胆以上各三分

③川芎肉桂汤：酒汉防己　防风以上各三分　炒神曲　独活以上各五分　川芎　柴胡　肉桂　当归梢　炙甘草　苍术以上各一钱　羌活一钱五分　桃仁五个　酒煎服。

④清上泻火汤：荆芥穗　川芎以上各二分　蔓荆子　当归身　苍术以上各三分　酒黄连　生地黄　藁本　甘草以上各五分　升麻　防风以上各七分　酒黄柏　炙甘草　黄芪以上各一钱　酒黄芩　酒知母以上各一钱五分　羌活三钱　柴胡五钱　细辛少许　红花少许　上为粗末，分作二服，水煎服。

二十一、补中益气汤治验点滴

补中益气汤是一个名方，确有疗效，并因其能够重复有效，经得起考验，所以更受人欢迎。在东垣书中，是内伤脾胃病，补中益气的主要方剂，加减出入，又广泛运用于许多病证，书中有详细的记载，可以参阅。以后历代医家，又从其临床实践出发，丰富和发展了此方的运用范围、治疗效果。兹从个人体验，摘录几例如下，续貂备参。

（一）治疗阳气虚弱的感冒自汗

面白属阳虚，自汗属气虚，临床确有其例。舍亲岳某，素多劳碌，脾胃不健，年当壮盛，而形体清癯，面色㿠白，时易感冒，上午形寒更著，加衣稍迟，即清涕涟涟。无分春秋，几乎感冒不断。并伴有自汗、盗汗。已经两三年。纳谷不香，时易便溏。检查心肺正常，亦无肝病史。脉细略数而虚，舌苔薄白。

分析病情，属于内伤脾胃之证。元气不足荣卫交虚，无阳以卫护其外，所以时易感冒。腠理不固，则气虚不能摄津，所以自汗、盗汗。

治以补中益气方法。用补中益气汤加炮姜、防风、姜、枣（在治疗过程中，曾将炮姜、防风两药，与桂枝、白芍交替使用），补脾益肺，调和荣卫。先用汤剂，见效后继用丸剂，间用散剂，姜枣煎汤调服。断续服药三四个月。首先自汗、盗汗逐渐收敛，以后感冒显著减少，最后一个多月，竟未感冒。体力明显健旺，食欲大振，面泛润泽。又断续服散剂一段时间。观察几年，不但旧病消失，而且形体壮实，成为乒乓球运动的爱好者。这个经验，曾多次重复，同样获效，说明李东垣"肺之脾胃虚"的论证，是很有道理的。

（二）治疗乙型肝炎的气虚证

南京市公交公司驾驶员王某，患乙型肝炎将两年。

检血始终阳性。但自觉症状不显著，仅感疲劳，亦能坚持上班工作。惟有一个症状比较突出，即粪便基本成形，而量多次多，几乎每日三餐，每餐之后即欲大便，腹中微感气坠。据述服清肝解毒药后，此症更为明显。面色微晦，按之脉细而虚，舌苔薄白。

分析病情，属于病久气虚，脾胃受伤。因为气虚下陷，所以便频而气坠；脾阳已伤，所以进苦寒而病增。

治以益气升阳，运脾化湿方法。用补中益气汤加炮姜、金钱草（停用其他药）。每周服药五剂，连服两个月。上述症状全除，体力亦强，连续复查两次肝功能，都恢复正常。以后遇到同样病情多例，用此方法治疗，均能获得一定疗效。目前乙型肝炎比较多见，有时凭检血结果，便用清肝解毒之药，非但疗效并不显著，而且往往带来副作用，伤脾碍胃，病情多变。这样凭化验单报告给药，其实是不符合中医辨证论治精神的，志以为戒。

（三）治疗气虚血涩的荨麻疹

南京化学纤维厂女工王某，患荨麻疹多年，几乎每月发作数次，经多方治疗无效。其发作每先腹痛拘急，伴之泄泻，而后疹块遍体，瘙痒难忍。疹色先白后红，最后紫黯。轻时一二天可退，重的要四五天，或更长时间，有时并见恶寒发热。退时亦腹痛泄泻先止，而后疹块随之消失。曾作血虚生风，用养血祛风方法治疗，无效。

诊时：面白形寒，饮食乏味。晚分时有烘热，寐中盗汗。脉细弦，按之软；苔薄舌淡，视之有紫气。拟诊为脾胃不足，中气下陷，荨麻疹之属于气虚血涩者。盖因气虚则血亦涩，不能煦濡荣卫络脉，所以内则腹痛拘急，外则面白形寒汗出，疹块时作。气虚下陷，所以腹痛并且泄泻；阴火上冲，晚分兼见躁热。脉细弦，舌淡有紫气，亦反映气虚血涩的病情。

治以益气活血，升阳降火法。从补中益气汤加味。处方：补中益气汤方加白芍、桃仁、红花、苏木（以上三味均用小量，各3g），防风、蔓荆子、炒黄柏。用意是加白芍，能益气和营，为东垣的常法；又能止腹痛。加桃、红、苏木，益气活血，可以疏通络脉，使荣卫气血之行通利。加防风、蔓荆，益气升阳，使下陷之清气，能够上行阳道，并可以止泄泻，去瘙痒。加黄柏者，是于益气升阳中降阴火，去躁热，亦以恢复中焦升降之常。合而用之，共成益气活血，升阳降火之功。嘱每月服药十五剂，连服数月，进行观察。

服之有良效，第一个月仅发作一次，以后显著减少，即发亦很轻，不再腹痛泄泻。又将汤药改成丸剂常服，坚持四五个月，此后从未发作过。

（四）治疗脾虚气陷的妇女白带

南京市公交公司售票员王某，年30岁，患白带病将半年。月经基本正常，仅经量较多，但白带绵绵，久下不止，质稀如水，略有腥气殊为痛苦。面色萎黄，目胞虚浮，形神疲乏，饮食无味。据述病由连续两次人工流产后发生，经医药及偏方治疗无效。

检血，有轻度贫血。

妇科检查，除宫颈有中等度糜烂外，无其他异常发现。

诊时：脉细，舌胖质淡，苔薄白腻。不能久站，否则自感下坠，即有大便之意，欲得倚坐稍适。平时畏寒，烦劳又易躁热汗出。欲得温饮热食，尤其下半身欲得温暖。

分析病情，属于脾虚气陷，湿胜成带之变。因为脾阳不振，所以面黄目浮，神疲畏寒。气虚下陷，所以带脉不固，时有便意。白带如水，是湿胜之象；烦劳躁热，又有阴火。脉象舌苔，与证候亦是相符的。

治以升阳除湿法，补中益气和升阳除湿汤合方。药取补中益气汤加苍术、白芷、羌活、藁本、炒黄柏。着重用"陷者举之"之意，益气以升阳，风药以胜湿。

服药五帖即见效，白带减少。再服十帖，效更显，白带减少过半。精神亦振作，躁热全除。又服十帖，白带止，全身觉爽适，余证亦均有改善。后以补中益气丸、归脾丸调理康复。

（五）治疗心脾两伤的妇女经闭

华东水利学院女学生姚某，从盐城地区来宁学习，在家时身体健康，月经正常，但到校以后即停经，至寒暑假回家，月经又通行，如此连续三个学期。当初不以为意，至第三学期，逐渐出现不适症状，至第四学期更加重。经多方检查，未发现明显病变。经治疗，月经仍不通。只要课程稍为紧张，病态就显著加重。常见失眠头昏，形寒疲乏，白天又易打盹。记忆力大减。纳谷无味，涎唾多，尿亦多。自感胸脘若有凉气，痞塞不舒。本是一个很活泼的学生，渐渐变得脆弱疲惫。面色萎黄，脉细按之弦，舌淡苔薄。

分析病情，当属元气不足，心脾两伤。盖因本元不足，适应性差，所以易地不服水土，而见经闭；加之攻读劳神，心脾受损。正如《素问·阴阳别论》所谓"二阳之病发心脾，有不得隐曲，女子不月"的病情。其失眠头昏，记忆减退，是由诵读劳神，血不养心所致。而纳减疲乏，唾多胸痞，又是思虑伤脾，浊阴反而上逆之变。停经为病之先兆，攻读紧张，又从而加剧病情。病在心脾两经，而脾胃尤为关键。因其升降失常，上下不能通泰，心肾不能交通，所以诸病丛生。

根据上述分析，治以补中益气加味，两调心脾。方从补中益气汤去升麻，加吴萸、草豆蔻、姜半夏、益智、远志、木香。用意是，补中益气汤加萸蔻夏，取吴茱萸丸（《医学发明》方）之意，升清伍以降浊，亦是通阳泄浊。能够交通上下，宽展胸膈，开胃和中，是先调脾胃后天之本者。佐以益智、远志、木香，调补心脾。

服药两周，胸脘稍舒，胃纳转香。原方继进两周，逐渐寐见安熟，精神亦振，唾多尿多之证全除。以后去萸、蔻、夏、远志，加川芎、桂圆肉、月季花、姜、枣等，调理心脾气血，亦以调经，因"胞脉者，属心而络于胞中。月事不来者，胞脉闭也"。服药两月余，月经遽然来潮，仅量较少。又坚持每月服药十余帖，并参加正常体育课，月经趋于正常。后又续服逍遥丸、归脾丸一段时间，直至毕业，体质很健壮。

二十二、 治肝补脾的体会

目前临床，肝炎患者，尤其是迁延性肝炎、慢性肝炎，就诊者较多。从临床所见，这些病例，大都反映肝脾不调的证候。如肝区不适，刺痛或隐痛。情绪急躁，睡眠不稳。食欲差，口乏味。胃脘痞闷，其时作胀作痛；纳谷少，谷入脘腹胀加。大便溏结不常，一般易见溏泄。神疲乏力，头额昏胀。脉息多见弦象，苔腻，有时舌质较胖等症。

（一）抓住重点

这种病情，概括而论，属于肝失条达，脾失健运之变。叶天士常称之谓"木乘土"。余在临床，尝用李东垣方法，保护脾胃，升发清阳，使元气充旺，徐图康复。不敢漫试"降酶"、"降脂"、"清肝"等药。《金匮要略》谆谆于"治肝补脾之要妙"，应该抓住这个重点，不仅疗效较佳，预后亦较好。常用方法，以逍遥散结合益气升阳，稳步调理。其实，这亦是目前大家所常用的。此法疏肝解郁，养血健脾，斡旋中阳，使后天有权，加减治疗，较为理想。当然，有人认为，此种用药，总嫌平淡，看不出近功，却不知平淡中富有神奇；亦有认为，常用此方，总似简单，尽人皆能处理，殊不知"久病宜守"，其中富有深意。

（二）随证加减

上述方法的运用，随着病情的变动，症状的差异，增损用药，更能增进疗效。增损的依据，主要抓住肝脾虚实补泻几个字。但在调理肝脾两病中，照顾脾胃，还是一个重点。若肝病证候偏著者，多见肝气、肝火、肝风之证。如常见肝区疼痛，或刺痛，或钝痛，或隐痛，并见胸脘作胀，这是肝气有余，横逆犯胃。气滞为胀，气逆为痛。治以疏肝理气，配合柴胡疏肝散的用药；减去白术，嫌其呆守，但须加柔顺肝胃之药。如舌有紫气，脉见涩象，胁痛喜得温按者，此为气滞络瘀，再配合金铃子散、旋复花、桃仁、红花、郁金等，升降气机，又和营通络。如其胁痛反复不止，天阴劳累加甚者，络痹气阻，要略参温通，如小茴香与枳壳，或川芎与枳壳，桂枝与枳壳等，配伍运用，可以见效。亦有性情急躁，头痛失眠，肝区觉烘热，觉作痒，痛如针刺，或胀痛，脉弦见数，舌边尖红，这是气火有余，法当柔泄，配合化肝煎；其中丹皮、贝母，泄肝解郁的妙用，非其他药物所能代替者。如其气火上逆较甚，大便并见干结者，再从龙胆泻肝汤中选用几味，苦寒直折。但须注意，苦寒药只能暂用，见效即止，否则反而伤中致变。假如症状反复不平，胁痛频频发作，头昏目花，肉瞤筋惕，时有惊梦，大便偏于干结，这是气火化风之象，所谓血虚肝急，风从火出。治当配伍养血熄风，凉肝润胃，常加二至丸、桑麻丸、一贯煎，或杞菊地黄丸等，加减出入。其中尤以女贞子、旱莲草配伍鳖甲、牡蛎，疗效很好，泽泻与牛膝同用亦佳。临床体会，肝病见肝火、肝风之证，反复不愈，风火相煽，伤精劫液，往往提示病情继续发展加重，甚至恶化。

若脾病证候明显，又见两种情况，即湿浊有余，或中气下陷。前者见舌苔厚腻，舌质胖，身体困重，不欲纳谷，脘腹痞胀，大便溏泄等。治宜和胃化湿，配合胃苓汤。如湿郁生热者，改用连朴二陈汤。后者脾虚气陷，见身倦肢懒，形寒易汗，大便次多，食后易泄。苔薄或滑，舌质胖嫩等证。治当益气升阳，以补中益气汤为主，配合逍遥散、升阳除湿汤等。此法治疗迁延性肝炎谷丙转氨酶反复升高、不降，以及慢性肝炎每至秋季即复发者，曾获良效。

（三）预后两种变化

此病经与调理，预后每有两种变化。一是调理见效，症状平复，肝功稳定，再治脾肾，巩固疗效，促其康复。因为脾胃为后天之本，生化之源，荣卫气血之所自出。肝病的能否恢复，疗效的能否巩固，每每与脾胃的健运与否，密切相关。同时，肾为先天之本，主藏精，水旺能够生养肝木，这又是肝病的治本之图。前人谓"肝肾之病同一治"，因为乙癸同源，这是有其深刻意义的。常用方药，主要是香砂六君子丸与杞菊地黄丸同用，或早晚分服。如运化尚弱，吃油腻即大便泄泻的，加用保和丸。作为调理复健的常法。余肝病二年多，即用此法调理恢复的。而且十多年来，从未反复。实践体会，在这里还宜以脾胃为重点，因为中焦健运，则清升浊降，而精生于谷，最为善法。

二是用上述方法，调理肝脾，疗效不佳，症状轻重反复，病情日趋发展。其中最棘手的一个证候，是水火相激，正虚邪实。即肝从阴伤而化火，脾见阳虚而湿胜，湿热相搏，见证错综复杂。如腹胀渐渐出现腹水，而大便又时溏，小溲短涩。有时形体畏寒，但又时见低热不退，下午尤甚，五心烦热。面色如蒙尘，或黝黑，或多蛛痣赤缕。肝区刺痛胀痛，亦有并不作痛，但伴有衄血、牙龈出血。脉来弦细而软或数；舌质红而暗，或有紫斑，苔布浮黄腻，有时舌光绛而少苔，有时舌胖。此时治疗，亦抓脾肾两脏，但与前者方法不同。这里是病情反复，逐步加深，所谓"久病及肾"的变化，已经正不胜邪。成为中满腹胀之病了。

亦宜守住中焦，使中流有个砥柱。常用方药，出入于瘀热汤、地黄汤加桂枝、中满分消丸之间，而以苦辛通降为主，调和脾胃，辅以行气化湿，活血化瘀，培本固元等。有时亦能改善症状，取得短期疗效。但总的来看，临床尚少新的突破，仍多墨守旧章，这一点教训颇多，要认真加以研究。

（四）两个问题商榷

目前，有人认为，肝炎是一种病毒性感染，因而用大量清热解毒苦寒方药治疗，当然有他的思路，亦有一定的疗效；但作为一个常规方法，而不重视辨证施治，是值得商榷的。余在临床，亦尝应用此法，主要用于湿热蕴蒸，热瘀脾胃，气郁化火，而后天胃气尚可，所谓邪盛病实者，症见舌质红赤，苔厚黄腻，脉弦滑略数，二便俱涩，口苦舌干欲饮，而病程较短，形气尚盛，在两顾肝脾的同时，运用清热解毒，有一定疗效，能改善症状，肝功亦有好转的，但邪气见减，即应逐渐撤去，转为调理脾胃收功，不能径情直往，否则非但不能更进一步见效，而苦寒伤中败胃的弊病，随之出现，这个教训是不少见的。

尚有软肝方法，曾流行一时，用大量理气活血，破坚消癥之药，治疗肝硬变，亦是可以暂用，不可以完全信赖的。因为肝病，多见肝脾证候。肝藏血，肝主怒，体阴用阳，喜柔恶刚。而脾胃主升降，喜冲和，恶克伐。特别病至肝硬变程度，肝脾气血都已伤败，而漫用消法，软肝实际伐肝，破血引致出血，消坚反致胀满者，教训亦不少。应该注意消补兼施，寓消于补，治人急于治病，是为上策。张子和曾经指出，五积可以攻泻，但"坚积不可用此法"（《儒门事亲》卷三）。朱丹溪亦鉴于"劫病之药，胃气重伤，……由是甘为迟钝，范我驰驱"（《格致余论·疟疟论》）。这些都是深有阅历之言，应引以为戒。而治肝补脾，益气升阳，实为最稳妥的方法。

二十三、用升阳法治疗晨泄

晨泄又名五更泄，亦称肾泄。前二者是以发病的时间为名，后者以病理变化命名。此病临床不少见，一般认为，病由肾阳不足，命门火衰，而阴寒独盛所致。因为肾司开合，主前后二阴。肾阳不足，关门不固，所以在子丑五更之后，阳气未复，阴气极盛之时，即令人洞泄不止。因此前人治疗，每用椒附丸、五味子散、四神丸等，温肾固涩。

但在实践过程中，用上述方法治疗，效者固多，不效者亦复不少。其故何在？曾读李东垣书，他论泄泻，认为是湿病，脾虚者，是"湿寒之胜，当助风以平之"，亦是"下者举之，得阳气升腾而愈矣"（《脾胃论》调理脾胃治验）。深受启发，对部分疗效不佳的病情，改用升阳方法，并多加风药以升清。从此大显功效，无论病程久暂，凡属脾虚湿胜，清阳下陷的病情，近期远期，疗效均佳。曾治十多年二十多年的晨泄病例，均获良效，观察多年，亦很巩固。后读《儒门事亲》，亦有启悟。书中有一段记载，用发汗方法治疗泄泻。如一患者腹中雷鸣泄注，水谷不分，小便涩滞，皆曰脾胃虚寒故耳，用温药涩药皆不效。诊其两手脉息，俱浮大而长，身表微热，用桂枝麻黄汤，以姜枣大剂煎服，连进三服，大汗终日，至旦而愈（《儒门事亲》卷二）。其中脉息浮大而长，是表示有风邪。腹中雷鸣，更是风行地中之象。所以用发汗散风见效。回顾晨泄，亦多腹中雷鸣，脉息亦不尽是沉细沉迟，而每见弦象。因此，亦似可以诊断为风木郁于脾土之病。这种证候，不符于"肾泄"病情，就不能望文生义而用药。其实，晨泄病情，亦较复杂，不能仅责之肾阳虚一端，前人亦有解释为肝脾病的。因为脾胃属土主"信"，所以定时而发。病发于晨，时在寅卯，本该肝木当旺，阳气上行，但脾土不及，少阳生发之气不能上升，清气反而下陷，正如李东垣所说："乃生长之用，陷于殒杀之气"（《脾胃论》卷下），所以清晨必泄泻几次，不能自止。这种解释，于理亦通。

经过多年的摸索，体会到晨泄而谓之"肾泄"者，一定见有肾阳虚的证候，如身寒畏冷，腰脊酸痛，脚软冷疼，阳痿不育，夜尿频多，舌质淡滑或胖，脉沉

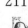

迟微弱等，虽不必悉具，但总要有一些相应症状，然后运用温涩方法，才能见效。现在有些晨泄病例，阳虚的证候并不显著，而脾虚湿胜病情却较突出，如肢体困重，倦怠嗜卧，不耐劳动，动则气短，面色萎黄，舌苔白腻或薄白；亦有体征并无明显改变的。这样，是病在脾而不在肾，宜用升阳法以治之。

升阳方法的用药，余常以羌活胜湿汤①加味为基本方；加味如白芷、升麻、葛根、苍术、白术、白芍等。目的是"下者举之"，使清阳上升，挽回中气下陷之势。所以用风药品味较多，但用量则轻，一本东垣之旨，使升清而微微得汗，则阳气升腾，脾气来复，泄泻亦可愈。如其泄泻水多，小便涩者，这是湿胜而气化不行，略参升阳除湿汤②意，选用泽泻、猪苓、桂枝、陈皮、神曲。益智仁等一二三味，升降脾胃而上下分消其湿。如其大便夹有黏液，腹中痛而便后仍不宽舒者，这是兼有湿积阻滞气机，虚中夹实之证，略参升阳益胃汤③意，选用黄连、白芍、陈皮、半夏、木香、吴茱萸等味以佐之，苦辛通降，以去湿积；加药后腹痛已缓，黏液亦除，困倦乏力者，即用升阳益胃汤去泽泻、半夏调理之。亦有阳气下陷，而虚火上冲，见头晕目眩，两脚发软，晚分盗汗等症，这是热（阴火）伤元气之故，舌上必罩薄黄腻苔，脉亦见滑象或数或大。此时不能纯作虚证而加重补药，应仿除风湿羌活汤④意，加用黄柏、黄连等苦寒坚阴，以泻阴火，其症即退。这种方法，一般旬日左右即能见效，一月左右已见显效。

如其病情已经稳定，晨泄全止，但腹中微痛尚存，肠鸣矢气减少而未全止者，即用升阳汤⑤巩固善后。此方肝脾两顾，益气兼以和营活血，颇有深意。因为晨泄久延，不独气虚下陷，血亦随损伤，每见血虚血瘀之变。调理善后，应该考虑周到。此方屡用效佳，余常加党参、白术、白芍，以川芎改当归，加强疏肝补脾，益气又活血的作用。此病需要兼用养血活血药，是从东垣补中益气方法悟出的。他常提到"阳生阴长"的道理，因为脾胃居中土，是气血生化之源，营卫之所自出。脾病而仅为气虚者，固然有之，但更多的是气虚血亦伤。因此脾病而仅用益气升阳，还只能讲知其一半，必须配伍养血活血，才算照顾到全面。所以补中益气中用当归、羌活胜湿汤中用川芎、升阳汤中用红花，均是为"阳生阴长"而设，这是东垣用药的独到之处，不要轻易略过。余用此法于晨泄，屡屡见功。何况红花能治诸风，腹中血气刺痛。李时珍更赞赏川芎、麦、曲治湿泄之功，足证此法有良好疗效，前人经验是很宝贵的。

同时，此病调理，应该顾及血分，但不宜多用熟地、当归等阴腻滋润之药，否则又能引起滑泄；即甘温益气，用量亦宜轻，否则亦有壅气增满之患。这是因为本病毕竟属于湿胜下陷之变，即使病情好转，但久病之体，脾健阳升，尚须有一个恢复巩固的过程，如不注意及此，反应是比较敏感的。这是临床实践中的一些体会，用之殊感应手。总结多年所治病例，最快的 1 个月左右即愈，最长的亦不出 3 个月；一般愈后都较巩固，少数亦有几次反复，但再进原方，亦能很快痊愈。

附病例

严某，男，53 岁，教师，华东水利学院。

1980 年 9 月 11 日初诊：晨泄 13 年，据述病由下乡劳动，睡卧湿地，开始泄泻。最初病呈发作性，受凉受湿即泄泻，保暖得止，并无一定时间。以后转成晨泄，定时而作，无分冬夏。病发先作肠鸣，其响如雷，暴注下迫，必须立即如厕，否则遗遍床第；但腹痛不甚。少则一二次，甚时可以三四次，才得稍安。胃纳不香，不能稍吃异物，不慎则其病立发。形体微浮肿，身重节痛，面色萎黄。脉细微弦，苔薄白。色脉合参，显属风木陷于土中，脾虚湿胜之象。治以升阳举陷，风药胜湿，羌活胜湿汤加味。

羌活 5g　独活 5g　炒防风 5g　藁本 5g　川芎 3g　升麻 5g　葛根 5g　苍术 5g　白术 10g　陈皮 5g　益智仁 5g　炙甘草 3g　猪苓 5g　生姜 三片　大枣 5 个（7 帖）

9 月 19 日二诊：药后常得微汗，自感轻快。肠鸣大减，大便急迫亦缓；但便尚稀泄。胃稍欲纳。原方再进。（7 帖）

9月28日三诊：肠鸣又减，急迫感已除，大便转成溏软，偶尔亦能成形，便后腹中舒适。胃纳较香。但尚感疲乏，形寒畏冷，时自汗出。转与益气升阳。

炙黄芪 10g　炒党参 10g　炙甘草 3g　炒白术 10g　陈皮 5g　益智仁 5g　炮姜 5g　炙升麻 5g　炒防风 5g　独活 5g　藁本 5g　桂枝 5g　炒白芍 10g　生姜 三片　大枣 五个（7帖）

10月6日四诊：大便已经成形，但腹鸣尚存，不过能得矢气，腹中宽展，这是阳气来复之象。胃纳正常，形寒见减，原议调理巩固之。

原方去独活、藁本、益智仁，加川芎 5g　红花 5g（7帖）

10月13日五诊：症状基本平复，精神亦振，面色转亮，脉见滑象，舌色泛红。中气恢复，阳生阴长的佳象；效议巩固之。

原方去防风，加当归身 10g（7帖）

此后又服前方两次（14帖），改用补中益气丸调理收功。

尉某，男，56岁，职工，江海航运公司。

1981年2月24日初诊：清晨泄泻，已经十余年。泻前先见肠鸣腹痛，不能安寐，急迫入厕，泻后腹中仍有微痛。平时亦肠鸣矢气多。据述病从一次肠炎泄泻引起，当初时发时止，并无规律，以后经常发作，尤其在半夜以后至天明，泄泻一二次，久延至今。曾用中西药多方治疗，有时亦能短期见效，但迄未治愈。刻诊两脉弦滑，但按之无力（有高血压病史）。苔薄腻。诊为肝脾泄泻，治以升阳止泻法。

炒柴胡 5g　　羌活 10g　　独活 10g　　炒防风 10g　　藁本 10g　　苍术 10g　　焦神曲 10g　　炒党参 10g　　炒白术 10g　　炙甘草 3g　　炒白芍 15g　　川芎 5g　　红花 5g（7 帖）

3 月 3 日二诊：服药七剂，夜半后腹痛大减，并能熟寐。大便亦能控制，但解时粪便尚呈喷散状。据述右少腹痛先减，大便后腹中已觉宽舒，但矢气尚多。脉弦滑大减，舌质稍胖。再步效议进治。原方加炒小茴香 3g（7 帖）

3 月 13 日三诊：腹痛基本平复，晨起大便已无急迫感，并且转成溏便，但解后腹中尚似不爽。自觉有改变，肠鸣矢气，腹中反觉舒适。分析病情，这是脾阳来复的好转现象。惟近感头昏脚软，晚分盗汗。苔薄微黄。盖元气来充，虚火上乘所致。略参"甘寒泻火热"之意。

原方去羌活、川芎、小茴香，加炙黄芪 10g　　陈皮 5g　　炒黄柏 10g　　姜川连 3g（7 帖）

3 月 20 日四诊：大便已能成形，急迫下坠感全除，腹痛亦平，仅余左少腹微有不适感。晚分盗汗未除，行动亦微有汗，并感畏寒，头昏脚软，而脉见滑象，苔根黄色。中阳已升，阴火未除，原议再进。

原方去柴胡、藁本；加蔓荆子 10g　　黄柏 5g（7 帖）

此后症状全平，调理巩固而愈。

隋某，女，50岁，新华船厂会计。

1981年3月20日初诊：晨起腹痛泄泻，已经二三十年。据述病从痢疾后引起。当初年事尚轻，不以为意，但嗣后无分寒暑，平明前即腹痛泄泻。如遇天气阴寒，或者多食，则泄泻更甚。腹痛多在少腹，小便时大便亦能随之而泄。便后夹有黄色黏冻，并有解不尽意，肛门作坠。平时面目易肿，四肢发麻，关节痠痛，头昏失眠，胃纳不香。脉濡苔薄。病属脾虚气陷，湿积逗留，治以升阳益胃方法。

炒柴胡5g　羌活10g　独活10g　炒防风10g　藁本10g　苍术10g　炒党参10g　白术10g　炙甘草3g　炒白芍15g　陈皮5g　焦神曲10g　焦山楂10g　姜川连3g　广木香5g（7帖）

3月27日二诊：药后微微汗出，自感爽适。腹痛几平，肛坠亦减，但大便仍稀，矢气多。胃纳转香。脉来微有滑象，苔薄白腻。这是阳气渐能上升，所以纳谷运化亦渐恢复。再从效议进治。

原方加炙黄芪10g（7帖）

4月3日三诊：大便已经每日一次，便后舒适，但时间尚在晨时。腹痛已平，食欲正常，自感一身轻快。不过矢气尚多，腹中偶尔作胀，肛门亦有下坠意。近来连日天气阴雨，病情并无反复，假如以往逢此气候，症状必然加剧。脉细按之滑，苔薄白。效议巩固之。

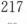

原方去山查、神曲、木香，加炮姜 3g（7 帖）

四诊继服原方（7 帖）

4 月 22 日五诊：症状几全平复，大便成形，并能自己控制时间，眠食均可，病情明显改善，但舌质正红，苔薄，微呈气营交伤之象，升阳汤加味巩固之。

炙黄芪 15g　炒党参 10g　炙甘草 3g　炒白术 10g　陈皮 5g　柴胡 5g　炒防风 10g　炒白芍 10g　当归身 10g　炒山药 15g　白扁豆 15g　红花 10g　大枣 5 个（7 帖）

此后又原方连服两次（14 帖），即自己停药，疗效很巩固。

附方

①羌活胜湿汤：见《剖析〈内外伤辨〉的成就》附方④。

②升阳除湿汤：柴胡　升麻　羌活　防风各五分　苍术一钱　炙甘草　陈皮　麦芽面各三分　神曲　泽泻　猪苓各五分　如胃寒肠鸣，加益智仁　半夏各五分　生姜三片　枣二枚（《兰室秘藏·泻痢门》）

③升阳益胃汤：见《剖析〈内外伤辨〉的成就》附方⑥。

④除风湿羌活汤：见《略论〈脾胃论〉的成就》附方③。

⑤升阳汤：黄芪三钱　甘草二钱　升麻六分　柴胡　橘皮　当归身　益智仁各三分　红花少许（《脾胃论》）

二十四、 天真丹的妙用

天真丹治下焦阳虚。

胡芦巴_{炒香}　破故纸_{炒香}　沉香　茴香_{盐炒香，去盐用}　巴戟_{酒浸，去心}　杜仲_{炒去丝}　草薢_{酒浸、炒}　牵牛_{盐炒香黑，去盐}　琥珀_{各一两}　肉桂_{半两}

上十味，为细末，用元浸药酒打面糊为丸，如桐子大。每服五十丸至七八十丸，空心，温酒下。

《医学发明·两肾有水火之异门》的天真丹，原书云：

"治下焦阳虚"，未言具体证候。但从方剂的用药来看，胡芦巴、破故纸、沉香、茴香，均能温肾气，补命门。肉桂、巴戟温肾，为肾中血药。杜仲、草薢，补肝肾，坚筋骨。牵牛下气，达命门，入佐沉香、杜仲、破故纸、官桂诸药，深得补泻兼施之妙（李时珍）。琥珀安神壮心，通淋利小肠。合而用之，有补肾温阳。暖肝理气的功用。可治肾虚阴冷，阳萎早泄；遗溺余沥，白浊癃闭；腰脚软弱，动则气短；腰痛背冷，心腹胀痛；阴癞疝瘕，寒湿脚气等证，而以阳虚又兼气滞为主要病变者。

此方补肾温阳，暖肝理气的作用很好，临床屡有治验，摘录几例如下，以资交流。

（一）治癃闭（由老年性前列腺肥大引起）

罗某，男，62岁，银行职工。

1978年秋，突然小便不通，小腹胀急，不能触近，已经第2日。气息短促，不能平卧，烦躁不寐，时作干恶。心腹胀闷，不欲饮食。小便涓滴不畅，赤涩刺痛。大便不解，偶得矢气，腹中稍适。

据述春初已经发过一次，确诊老年性前列腺肥大，引起尿闭。因导尿感染，发烧尿闭，住院月余才愈。怕再蹈前辙，不愿住院治疗，要求服中药。

平时血压偏低，尿频，夜尿亦多。

诊时：形寒怯冷，自感一身上中下不调，上为口舌烦躁不欲饮，中脘胸腹觉冷，下为小便涓滴，灼热赤涩。脉细按之弦，舌胖苔水滑。

病情分析：证属肾虚阳微，气化不行。阳虚则生寒，所以脉细舌滑，胸腹冷而形寒。气化不行，所以下为小便癃闭，小腹胀而不促；水液不能上承，又为口燥烦热。但关键之处，在于阳气不化。治以温阳化气，用天真丹加味。

处方：炒小茴香 3g　胡芦巴 10g　破故纸 10g　巴戟肉 10g　杜仲 10g　川萆薢 10g　怀牛膝 10g　肉桂 5g　炒黄柏 10g

另沉香粉 3g　黑白丑青盐炒，去盐研取头末 6g　琥珀粉 4g 和匀，用黄酒调，分三次，汤药小量频饮。（2帖）

嘱四小时服尽一煎，连服两次头煎，而后两帖药渣再煮一煎。

用药意义：以天真丹温阳化气。加牛膝者，导之下行。黄柏取其反佐，亦以为下焦病之引用；与肉桂相伍，更寓有通关意义。

治疗经过：服第 1 煎药后，自感有一股暖气，从胸中直至腹部，腹中似有一个翻动，得矢气，略适。接服第 2 煎药，有气直走前阴，小腹胀痛不可忍，额上冷汗出，但就在此时，小便突然涌出，射满床褥，顿觉轻快。形神疲乏，得熟睡 3 小时许，又得小便 1 次，量亦多，较爽利。续服前药。

复诊：小便已能自解，大便未通，下腹部尚有不适感，脉较缓。欲饮食，胸腹冷感亦除。但仍舌胖苔滑。再步效议出入。

原方去黄柏，黑白丑；加当归 10g　淡苁蓉 10g。略参温润之意，因老年之体，阳气虚者，阴亦损伤。又服 2 帖，大小便均通利。

此病好转以后，病员不愿手术，又怕复发，即用天真丹原方，去萆薢，加苁蓉为丸服，坚持 2 年余，尚健在，病未复发过。

（二）治石淋（输尿管结石）

朱某，男，38 岁，南京市公交公司驾驶员。

1977 年 4 月：因突然剧烈腹痛，小便淋涩，怀疑急性阑尾炎，送医院急诊。经检查，确诊右侧输尿管结石，阻塞于中段狭窄处。对症处理，一周而安，但

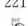

结石并未排出。以后患者了解此病，即常服排石冲剂。初时很适宜，腰痛腹痛减轻，小便通利。但服药多了，即感胃中不适，纳谷无味，时泛清水，欲得温按，大便溏而不爽（可能是此药久服，苦寒伤胃阳之故）；特别不能冷食或吃油腻。自感头昏疲乏。但仍服前药未停。

1978年3月，又突然腹痛腰痛，右侧为甚，痛至在床上翻滚，恶心作吐，小便不利，体温下降，浑身冷汗，送医院急诊，症状尚不减轻，经检查，排除急性阑尾炎，确诊输尿管结石病复发。医院动员手术治疗。患者有顾虑，未同意，转服中药。

诊时，腰痛腹痛尚然阵作，放射至小腹，小便淋沥不爽。形神萎顿，重病面容，肤凉汗冷。脉沉细而紧，舌胖苔水滑，有紫气。

病情分析：脾肾阳虚，寒凝气滞，是石淋而兼气淋者。阳虚则阴盛，所以内外皆寒，脉沉细而紧，舌苔水滑有紫气。阴凝气滞，所以腰痛腹痛，小便不利。治以温阳理气，排石通淋，从天真丹出入。

处方：炒小茴香 3g　制乳香 10g　胡芦巴 10g　破故纸 10g　巴戟肉 10g　杜仲 10g　肉桂后入，5g　六一散 30g，包煎

另，沉香粉 4g　琥珀粉 4g　黑白丑青盐炒，去盐研取头末，8g 和匀，用黄酒调，分两三次，与煎药同服。（2帖）

用药意义：以天真丹（去萆薢）温阳理气。加乳

香者，增强香窜理之，解痉止痛的作用。本草谓其能理风冷，治肾气，活血定痛伸筋。六一散通淋排石，与肉桂配伍，亦有化气通窍之功。

治疗经过：服第 1 煎药，因腹痛剧发，气逆作吐，药都吐了。以后接服第 2 煎药，即感有暖气入腹，肠鸣并转矢气，随之小腹急胀，小便略通，但仍淋沥不畅。再调服药粉 1 份，右腰腹部突然胀痛，直向下放射，膀胱急胀，小便随之而解，但又突然中断，小腹急胀殊甚，旋又冲出结石 1 粒，椭圆形，如小黄豆大，小便随之畅解，腹部顿感舒适。4 天来的痛苦，精神疲乏不堪，竟入睡五六个小时。小便续通，但茎中刺痛，尿色泛赤，口渴欲饮。

复诊：腹痛基本平复，胃中亦适，并欲饮食，但小腹尚感拘急，小便利而尿后灼痛。脉转细滑，苔薄腻。阳气得通，结石排出，但气阴已经两伤，并且耗气动血。转方略减辛通，参以兼顾气阴。

处方：原方去乳香、破故纸、肉桂、黑白丑、六一散。加怀牛膝 10g　当归 10g　蒲黄炭 10g　炒党参 15g　炙甘草 3g（3 帖）

三诊：药后小便清利，大便亦调，长期的溏便，至此竟能成形。脘腹舒适，调理而安。

(三) 治腹痛

李某，男，32 岁，海安县农民。

1979 年秋，突然腹痛，痛在脘腹之间。痛作即吐，先吐食，继吐青黄苦水。并有气坠，欲解大便之意。按之无益，亦不拒按。发作一次，约二三小时，偶有痛至四五小时的。不发热。痛平仍能饮食。其痛多是突然而来，病去亦是肠鸣转矢气即止。几乎每天发作，上下午不定，连续三月余，形体尚无明显变化。

已往无显著病史，仅在发病前曾因事有过争吵，但亦事过境迁，不甚介意。

经过南通、上海各地医院检查，并短期住院观察。全消化道钡剂X线检查，超声波肝脾检查，以及实验室检查，均无明显异常发现，亦无寄生虫病。怀疑肠痉挛，癔病，亦未确诊。

转来南京，又经全面检查，亦未发现明显异常，一般对症处理，症状无改善。转中医治疗。

初诊：1979年11月。诊时正值病发，腹痛骤作，坐立不安，蹲下稍适。自感腹中拘急，痛如脘腹皱瘪，立不能直，屈不能伸。不欲按，亦不拒按。已不作吐，仍有气坠欲大便之意，但并不大便，亦无矢气。自感周身发寒，额上汗出。脉细紧弦，舌胖苔水滑。

病情分析：脾肾阳虚，寒凝气滞。为寒疝腹痛之类证，但临床殊属少见。痛在脘腹之间，位属脾肾。阳虚寒盛，络脉绌急，所以拘急腹痛，不能舒伸。寒凝则阳气下陷，卫外失护，所以外则恶寒身寒额汗；内则时有大便之意。脉细紧弦，舌苔水滑，亦反映这种病情。姑拟温肾通阳，缓急止痛，从天真丹出入。

处方：沉香_{后入}，5g　炒小茴香 3g　制乳香 10g 巴戟肉 10g　胡芦巴 10g　破故纸 10g　肉桂_{后入}，7g　炙甘草 10g　炒白芍 30g　当归 10g　炙九香虫 15g

另，黑白丑_{青盐炒，去盐研取头末}，10g　琥珀 5g 和匀，黄酒调，分三次服。（3 帖）

用药意义：以天真丹温阳理气。减杜仲、草薢者，因病不在筋骨，而在腹中，故去之，加乳香、九香虫，是增强温通脾肾，理气舒络的作用。炙甘草、芍药、当归相伍，并重用其量，缓急止痛；合温通药特别是肉桂，并有和营卫，调气血之功。

二诊：药后腹中觉暖，肠鸣如雷，连连得矢气，小便畅利，顿觉周身轻快，但腹痛仍作，不过，痛势大减，痛时缩短，仅半小时至一小时即平。痛时腹中尚有下坠欲便之意。原方去黑白丑、琥珀；加防风 10g，升阳举陷以治之。（5 帖）

三诊：腹痛几平，纳、便如常，寐亦安熟。惟腹中尚感微有拘急，腹皮亦急，欲得温按。脉转细缓，苔薄白。原方继进。（5 帖）

四诊：腹痛全平，用当归建中汤加味，调理而安。

此病很少见，腹痛连续三月余，经多方检查，亦未确诊，但疗效较满意，希同道间有经验者，不吝赐教。

（四）治阳虚水肿（慢性肾炎）

刘某，男，36 岁，干部。

1976年秋，因慢性肾炎水肿反复不退就诊。诊时肢体浮肿，腹胀（超声波检查有少量腹水）。自感一身肿重，小便涩少。纳谷无味，谷入腹胀加甚。气短而促，欲得温按。腹中转气稍适，得大小便亦适，但就是腹中痞滞，二便不爽。面浮色白，下午又面发红光（曾长期服用激素）。脉沉细，按之弦，苔滑舌胖。

分析病情，似乎实脾饮证候，但肌肤按之凉，腹亦不硬，是肾阳虚而气化不行之证。一般温阳化水之药都已用过，疗效不显，改从天真丹出入，温肾纳气，通阳泄浊。

处方：巴戟肉 10g　淡苁蓉 10g　胡芦巴 10g　破故纸 10g　熟地 10g　茯苓 10g　炒小茴香 4g　肉桂 后入，5g　杜仲 10g　制川草乌各 3g

另，沉香粉 4g　琥珀粉 4g　黑白丑 青盐炒，去盐研取头末，8g，和匀分 3 次调服。

用药意义：天真丹加熟地、苁蓉，是在补命火的同时，兼顾肾阴。张景岳所谓"善补阳者，必于阴中求阳，则阳得阴助而生化无穷"。因为慢性肾病，反复不愈，虽然阳虚之证较著，其阴亦必暗伤，不能见证治证，而必须兼顾全面。同时熟地、苁蓉配合诸温阳药，能增强温肾纳气的作用。加茯苓，是配伍肉桂，温阳化气，亦能协同牵牛、琥珀，通阳泄浊。小剂量的乌头为引用，张洁古、李东垣辈认为有行经，而加速药效的作用。

治疗经过：先服 5 帖，腹中得转气，小便亦稍增。药尚适应，有转气下达之势。复诊再加金液丹 10g，早晚分服，黑白丑加倍。增强温阳泄浊之功，乘其势而利导之。又 5 帖，腹鸣矢气大作，大小便均较爽利，腹胀亦减，肿亦略退。三诊去琥珀、黑白丑，改用怀牛膝、车前子，并加红参 5g，另煎服。用意是增强扶正，略缓泄夺。连服十帖，小便通利，水肿几已全退。脉见滑象，舌布薄白苔，面色红光亦大减。转方去金液丹、牛膝、车前，加炙黄芪、白术各 10g，益气健脾，采用脾肾双补之意，肿退而安。

二十五、调补虚损的两张好方子——论水芝丸和还少丹

东垣的理论，是学有渊源，而又善于发挥者。他书中的方剂，亦是如此，既有他自制的卓著疗效的名方、验方，亦有不少是前人的古方、良方，如《伤寒论》、《千金要方》、《小儿药证直诀》、《和剂局方》，以及其老师张洁古的方剂等都有。东垣自制诸方，上文已作了一些分析，后一部分方剂，亦应加以注意。因为它既反映东垣灵活运用古方之妙，而又博采众方，从善如流。这样做学问，是很有启示的，说明凡是有所发明，有所创造的学者，一定是善于继承发展前人成就的。关于这一点，在他书中，可以看得非常清楚。

227

例如《医学发明·损其肾者益其精》一门中的水芝丸、还少丹，就是治疗虚损的两张好方子，它不同于补中升阳的用药风格。东垣认为，"肾有两枚，右为命门相火，左为肾水，同质而异事也。夫损者，当视损在何脏而治之。形不足者，温之以气；精不足者，补之以味。气化精生，味和形长。无阴则阳无以化，当以味补肾真阴之虚，……阴本既固，阳气自生，化成精髓。若相火阳精不足，宜用辛温之剂；但与辛热之药不同，辛热药只能治寒甚之病，非补肾（阳）精也"。这篇议论，何等精辟！张景岳虽是著名的阐发补阴补阳之论者，而东垣之说，早于张景岳将四百年，已经把这个问题提出来了，而人们可能不一定都很了解。水芝丸和还少丹，就是在这种理论指导下运用的。

水芝丸：

用莲子肉不限多少，好黄酒浸一宿，入大猪肚内，用水煮熟，取出焙干，为极细末，酒糊为丸，如芡实大，每服五七十丸，温酒送下，食前。

本方补脾益精，交通心肾，是一个妙用方法。莲子能交心肾，厚肠胃，固精气，补虚损。纳入猪肚煮熟，又取其补脾健胃之功，由中州以运四旁。加酒者，所以行药势，亦以调和猪肚的秽气，莲子青心，能清心去热，又能伸引脾胃生发之气。合而用之，成为别具一格的食养方法。虚损最忌后天不调，药物过多，又易损害胃气，这里用食养方法调理，使"精生于谷，谷以养神"，的确是独具慧眼，很有巧思的。这种用药，亦是平淡中寓有神奇者。

罗谦甫用此方治疗下焦真气虚弱，小便频多，日夜无度（《卫生宝鉴》）。李时珍用此补虚益损（《本草纲目》）。余在临床，用治遗精久久不愈，和脾胃久衰，纳谷不香，脾运薄弱，食少易泄，或久痢久泻，脾虚气陷等证，均有良效。

还少丹：

大补心肾脾胃。治一切虚损，神志俱耗，筋力顿衰，腰脚沉重，肢体倦怠，血气羸乏，小便混浊等证。

熟地　枸杞子各一两半　山药　山茱萸　茯苓　石菖蒲　远志　楮实子　五味子　巴戟　肉苁蓉　杜仲牛膝　茴香各一两

为细末，炼蜜同枣肉为丸，如梧桐子大，每服30丸，温酒或盐汤送下。日3服，食前。如热，加山栀子一两；心气不宁，加麦门冬一两；少精神，加五味子一两；阳弱，加续断一两。

本方为肾气丸的变通方，即由肾气丸的补肾化气，变为温润之剂，煦濡水火。方中用巴戟、苁蓉，取代肾气丸中的附子、肉桂，是以温润之味，补肾气，滋精血，而无刚燥之嫌。杜仲、牛膝，可以看作是巴戟、苁蓉的重叠用药。孙真人云："重复用药，药乃有力"。即是增强其补肝肾气血的作用。以五味子、枸杞子易泽泻、丹皮，这又改通泄为守补，加重熟地、山药、

229

萸肉的滋养肝肾力量，正如东垣所谓"以味补肾真阴之虚"。从此可以看出，本方的重点，是使"阴本既固，阳气自生，化生精髓"者。配伍菖蒲、远志、楮实，更有意义，它能开心窍，益肾志，使心肾交通，水火既济，则神志可以通泰。特别肾为水火之脏，这种用药配伍，就更具有针对性和全面性。尤妙者，是用茴香一味，理气调中，开胃进食，配合茯苓，寓流通于诸补药之中，不仅使守中有动，补而不滞，更重要的，亦是健脾和胃，使精生于谷，谷以养神的方法；何况以炼蜜枣肉为丸，其能达到"大补心肾脾胃"之功，是可以信赖的。

总之，本方是颐养精气神的方法，所以名之曰"还少"，即还复"少火生气"之功，而使生化无穷。临床运用，治虚损在肝肾者有效，平时调理，用以增强体质，抗衰老，亦是有效的。